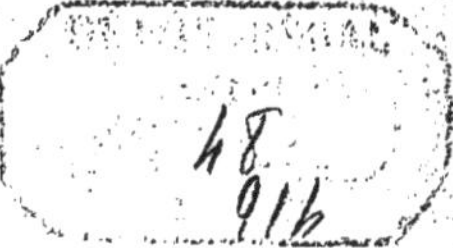

LES FORMES

DE LA

TUBERCULOSE RÉNALE CHRONIQUE

PAR

NOEL HALLÉ

PARIS
G. STEINHEIL, ÉDITEUR
2, RUE CASIMIR-DELAVIGNE, 2

1914

LES FORMES

DE LA

TUBERCULOSE RÉNALE

CHRONIQUE

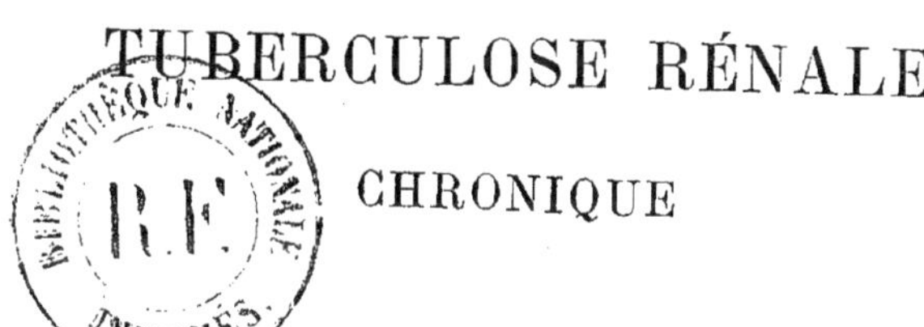

LES FORMES

DE LA

TUBERCULOSE RÉNALE
CHRONIQUE

PAR

Noel HALLÉ

PARIS
G. STEINHEIL, ÉDITEUR
2, RUE CASIMIR-DELAVIGNE, 2

1914

TITRES ET TRAVAUX DE L'AUTEUR

TITRES SCIENTIFIQUES

Ancien Interne des Hôpitaux de Paris.
Ancien Aide d'Anatomie de la Faculté.

Lauréat de l'Assistance publique : Prix des Externes (Prix Godard), 1882. Prix des Internes (Médaille d'argent), 1884. Prix des Internes (Médaille d'or), 1886. Prix Civiale : 1888.

Lauréat de la Faculté de Médecine : Prix de Thèse (Médaille d'argent), 1887

Lauréat de l'Académie de Médecine : Prix d'Argenteuil (part), 1889. Prix Campbell-Dupierris, 1902. Prix d'Argenteuil (part), 1899.

Lauréat de l'Institut (Académie des Sciences) : Prix Godard, 1894. Prix Godard, 1903.

Chef de Laboratoire (Honoraire) de la Faculté de Médecine (Clinique de Necker), 1890 à 1905.
Chirurgien (Honoraire) de l'Hôpital Saint-Joseph (1905 à 1910).
Chirurgien (Honoraire) du Collége Stanislas (1887 à 1910).
Ancien Vice-Président et Membre du Conseil de l'Association française d'Urologie.
Membre de l'Association française de Chirurgie.
Membre de la Société Anatomique.
Officier d'Académie.
Chef de Laboratoire à l'Hôpital Saint-Michel (1913).

TRAVAUX

1884. — De l'occlusion intestinale par adhérence et coudure de l'Intestin. *Revue de Chirurgie.*

1885. — La Taille Hypogastrique à l'Hôpital Necker. *Annales gén.-ur.* Novembre.

1886. — Recherches bactériologiques sur un cas de Fièvre urineuse. *Bull. Soc. Anat.* 20 octobre.

1887. — *Uretérites et Pyélites*, Thèse de Doctorat. Paris, Steinheil, 285 pages et VIII planches. (Mémoire couronné par l'Assistance publique et par la Faculté).

1888. — Note sur une Bactérie pyogène, et sur son rôle dans l'Infection urinaire. (En collaboration avec ALBARRAN). *Bull. Acad. Méd.*, 21 août.

1888. — Contribution à l'Etude de l'Infection urinaire. 158 pages et IX planches (Inédit). (En collaboration avec ALBARRAN). (Mémoire présenté et couronné au Concours pour le Prix Civiale).

1888. — Thérapeutique utérine antiseptique. *Gazette des Hôpitaux.* Revue générale : 11 février, n° 18.

1891. — Contribution à l'Anatomie pathologique des rétrécissements de l'Urètre. (En collaboration avec M. WASSERMANN). *Annales gén.-ur.* (Mars-avril-mai).

1892. — Des Péricystites. *Annales gén.-ur.* Nov.-décembre.

1892. — Deux leçons d'Anatomie pathologique. (Cours du Laboratoire de Necker). Anatomie pathologique générale de l'appareil urinaire. — De l'Infection urinaire. *Annales gén.-ur.* Février 1891 et février 1892.

1892. — Pathogénie des Accidents infectieux chez les urinaires. Rapport au 6e Congrès français de Chirurgie. (En collaboration avec MM. le Professeur GUYON, Albarran, Clado, Pousson).

1893. — Du bacterium coli dans l'Infection urinaire. *Annales gén.-ur.* Mars.

1893. — Barlow : Contrib. à l'Etiol. Prophyl. et Thérap. de la Cystite. — Schmidt et Aschoff : La Pyélonéphrite au point de vue Anat.-Pathol., et le rôle étiol. du Bacterium coli commune dans les mal. de l'app. urin. Revues critiques. *Annales gén.-ur.* Nov.-décembre.

Sur la culture du bacterium coli dans l'urine (Fermentation coli-bacillaire). En collaboration avec A. DISSARD. *Annales gén.-ur.* Mai.

1894. — Uréthrite chronique et Rétrécissement. Nouv. Contrib. à l'Anat. Pathol. de Rétréc. de l'Urèthre. (En collaboration avec M. WASSERMANN). *Annales gén.-ur.* Avril-mai. 50 pages et III planches.

1894. — Eléments de l'Analyse histologique et bactériologique des urines pathologiques. In : *Leçons sur les Mal. des voies urin.* de M. le Prof. GUYON, 3e édition, p. 293. Paris, Baillière : 80 pages et XII planches.

1894. — Louis Menereul : Œuvres. (Edition et Notice biographique). Paris : Noizette.

1895. — Max Melchior : Cystite et Infection urinaire. Edition française revue et annotée par N. HALLE. Paris, Steinheil.

1896. — Leucoplasies et Cancroïdes dans l'appareil urinaire. *Annales gén.-ur.* Juin-juillet. 95 pages et III planches.

1898. — Des Infections vésicales. (En collaborat. avec ALBARRAN et LAGRAIN). Rapport présenté à l'*Assoc. fr. d'urologie*, et Discussion. 75 pages.

1900. — Hypertrophie et Néoplasies épithéliales de la Prostate. (En collaborat. avec ALBARRAN). *Annales gén.-ur.* Février-mars. 75 pages et X figures.

1902. — Contribution à l'Anatomie pathologique de la vessie. (En collaboration avec B. MOTZ). *Annales gén.-ur.* Janvier-févrièr. 105 pages et XXVI planches.

1903. — Analyse microscopique (histo-bactériologique) des urines. In : *Traité de Pathologie générale de Bouchard.* 61 pages.

1903. — Henri Rendu. Notice biographique avec Index bibliographique. Paris : Plon-Nourrit, 92 pages.

1903. — Tuberculose de l'Urèthre : Urèthre antérieur ; Urèthre postérieur : (Prostate et Vésicules séminales). (En collaborat. avec B. MOTZ). *Annales gén.-ur.* 1902, 1903. 201 pages et XLIV planches.

1904. — Tuberculose de la Vessie. (En collab. avec B. MOTZ). *Annales gén.-ur.* Ferrier. 111 pages et XXXII planches.

1904. — Sur l'Anatomie pathologique des Cystites rebelles. *Comptes rendus de l'Ass. fr. d'Urologie* (1904) (oct. 1903).

1906. — Tuberculose de l'Uretère et du Bassinet. (En collaborat. avec B. MOTZ). *Annales gén.-ur.* Février. 89 pages et XV planches.

1906. — J. Albarran. Exploration des fonctions rénales, 1905. (Analyse in *Annales gén.-ur.*).

1907. — Rapport sur le projet de Fondation d'une Maison de santé, annexe de l'Hôpital Saint-Joseph. Mémoire présenté au Conseil d'administration, au nom des Médecins et Chirurgiens de l'Hôpital. 75 pages avec IV plans. (Inédit).

1911. — Microbes. Infection. Antisepsie. Causerie Médicale. In *l'Ecole.*

1912. — Anatomie pathologique de l'appareil urinaire. (Maladies chirurgicales) : Urèthre, Prostate, Vessie, Uretére, Bassinet, Rein.

In : *Manuel d'Histologie pathologique de Cornil et Ranvier* 3e édition par Brault et Letulle. (167 pages). Tome IV, pages 1368 à 1389 — et 1483 à 1630.

1914. — Sur un cas de Cancroïde rénal. *Assoc. fr. d'Urologie.* (Oct. 1913).

INTRODUCTION

La Tuberculose rénale chronique a conquis peu à peu, depuis un quart de siècle, une place importante dans la pathologie : c'en est aujourd'hui un chapitre considérable, et d'actualité. Le choix de la question, pour la composition écrite du dernier concours d'Internat des hôpitaux de Paris : « Symptômes, diagnostic et traitement de la Tuberculose rénale », suffirait, à défaut d'autres preuves, à établir le fait.

Etudiée du double point de vue de la nosographie scientifique et de la pratique médico-chirurgicale, cette maladie, depuis 1890, a fait l'objet d'un très grand nombre de travaux : ils se multiplient chaque jour encore, dans tous les pays.

La cause principale de ce mouvement scientifique notable est facile à saisir. C'est la néphrectomie généralisée, vulgarisée, appliquée partout, comme méthode presque exclusive, au traitement de la Tuberculose rénale, qui a déterminé ce rapide développement de nos connaissances. Ce progrès théorique doit être compté parmi les meilleurs résultats de cette pratique thérapeutique.

Par elle, en effet, nos matériaux d'étude se sont beaucoup accrus et notablement modifiés, en ces vingt dernières années. Les pièces d'autopsie étaient jadis le seul matériel de l'anatomiste. Relativement rares, ces pièces, malgré quelques inconvénients, gardent des avantages qui leur donnent un intérêt considérable, et permanent. D'une part, en effet, elles nous montrent des lésions laissées à leur évolution naturelle jusqu'aux périodes avancées de la maladie, et jusqu'à son terme : la destruction complète du rein. Par contre, elles nous présentent souvent des altérations complexes. Aux lésions tuberculeuses, primitives et pures, se sont ajoutés, éventuellement, des processus pathologiques secondaires. Ils peuvent en modifier l'aspect jusqu'à les rendre méconnaissables : au point que l'interprétation des faits devient parfois difficile.

Les pièces chirurgicales, les reins de néphrectomie, se joignent maintenant, chaque jour, au matériel anatomo-pathologique ancien. Elles sont nombreuses à ce point, qu'il n'est guère de spécialiste, exerçant activement dans une grande ville, qui n'en ait récolté plus d'une centaine. Leur étude nous a appris bien des choses nouvelles. Sur les reins enlevés par le chirurgien, de plus en plus hâtivement, l'anatomiste rencontre les tubercules, dès leur apparition, et peut les étudier dans les phases initiales de leur évolution. Et ce sont matériaux frais, cultivables, inoculables, propres à l'examen bactériologique : fixés vivants, ils permettent une bonne étude histologique. Ces conditions de supériorité, autant que leur abondance, ont donné aujourd'hui aux reins de néphrectomie la place prépondérante en anatomie pathologique ; si bien que l'étude des pièces d'autopsie, devenues plus rares, semble avoir perdu quelque peu de son importance primitive.

Ces dernières pourtant ne sont pas pour être négligées. Pièces de néphrectomie à lésions jeunes, pièces d'autopsie à lésions anciennes, sont également intéressantes. Seules, ces dernières nous montrent les lésions bacillaires des reins dans leurs rapports avec les autres lésions tuberculeuses de l'appareil, celles de l'uretère et de la vessie. Ces deux sortes de matériaux sont donc les éléments nécessaires d'un travail anatomo-pathologique complet. C'est, en effet, par leur étude parallèle seulement, qu'on peut saisir l'enchaînement des lésions et parvenir à interpréter les faits.

***

Trois ouvrages généraux, traitant de la Tuberculose rénale, ont paru au cours de ces trois dernières années : deux français, celui de A. Bœckel, issu de la clinique du Pr André, de Nancy, en 1911 ; et celui de A. Rafin, de Lyon, publié dans l'*Encyclopédie française d'Urologie*, en 1914 ; un suisse-allemand, celui de Wildbolz, de Berne, fascicule de la *Neue Deutsche Chirurgie*, paru à Stuttgart, en 1913. Tous trois sont d'importance. Très étudiés, solidement documentés, clairement écrits, ces traités exposent au mieux, dans son ensemble, la question de la Tuberculose rénale chronique. Ils sont bien, à eux trois, le Compendium et la synthèse de nos connaissances sur le sujet : réunis, ils donnent le tableau exact de notre science d'aujourd'hui. La bibliographie qui leur sert de fonds commun est considérable. Bornée presque aux trois langues médicales classiques, elle réunit environ 1,500 indications pour les dix dernières années : 800 titres, pour les cinq dernières seulement. Cette énorme littérature montre bien l'intérêt, universel et soutenu, qui reste attaché à la question de la Tuberculose rénale.

Or, après avoir étudié attentivement ces trois excellentes monographies, et médité sur leurs conclusions, le lecteur renseigné sur la Tuberculose du rein par l'observation personnelle, garde cependant l'impression de l'insuffisance relative de nos connaissances, sur bien des points. Si, dans ces ouvrages, l'étude clinique, celle de nos moyens perfectionnés d'exploration et de diagnostic, celle des résultats de notre thérapeutique chirurgicale actuelle, aboutit à des conclusions précises et fermes, l'exposé anatomique et pathogénique ne conclut pas. Les chapitres « d'Anatomie pathologique » ne sont qu'une longue énumération de toutes les variétés de lésions, qu'on peut rencontrer dans le rein tuberculeux ; énumération sans ordre et mal pondérée, où des lésions accessoires, éventuelles, épisodiques, des faits insolites et d'exception occupent une grande place ; tandis que la description des lésions fondamentales communes reste écourtée, imprécise et confuse : la synthèse fait défaut. Dans les chapitres de « Pathogénie », les auteurs se bornent à exposer toutes les théories émises, et toutes les expériences faites pour les prouver. Ces théories, adverses, ne sont pas confrontées, contradictoirement, avec les faits, différents. L'exposé reste sans conclusions certaines ni fermes : la critique manque. Et le lecteur, sans guide, demeure incertain, en présence d'une question cependant capitale, encore en pleine controverse.

Une simple revue de la nomenclature aujourd'hui en usage pour désigner les lésions, très diverses, qui relèvent de la Tuberculose des reins, sera la première et la meilleure preuve de ces assertions critiques.

« Tuberculose aiguë et chronique ; tuberculose médicale et chirurgicale ; primitive et secondaire ; tuberculose ascendante, urogène ; tuberculose descendante, hématogène ; tuberculose d'excrétion ; tuberculose lymphogène ; tuberculose mixte » : ces qualificatifs pathogéniques forment un premier groupe naturel.

Parmi eux, les deux termes « aiguë et chronique » sont les seuls qui semblent sûrement consacrés par l'usage commun. On s'accorde aujourd'hui, généralement encore, pour admettre que ces deux formes, la *tuberculose aiguë miliaire* ou *granulique*, maladie surtout infantile, et toujours rapidement mortelle, et la *tuberculose chronique de l'adulte*, maladie curable et à long terme, s'opposent par tous leurs caractères. Quelques-uns se sont demandé déjà, et à bon droit, si cette distinction, surtout clinique, est rigoureusement vraie et définitive, du point de vue scientifique pur ; si l'anatomie pathologique et la pathogénie la confirment.

« Médicale et chirurgicale » sont deux appellations, pittoresques, qui ont fait fortune à leur apparition, mais qu'il a bien fallu abandonner, parce qu'elles consacraient une double erreur, à la fois théorique et pratique. Ces termes n'ont plus qu'un intérêt historique. De récentes discussions sur la thérapeutique pourraient leur donner, avec un sens précis, un regain d'actualité.

« Primitive et secondaire », mots bons en eux-mêmes et significatifs, ont été employés à tort dans deux acceptions différentes : l'une regardant tout l'organisme, l'autre visant le seul appareil urogénital. Ils doivent donc être évités ou toujours spécifiés, car ils perpétuent une confusion gênante.

Quant aux autres qualificatifs, pleins de sens, trop pleins de sens, pourrait-on dire, ils sont prématurés. Chacun d'eux, en effet, implique une théorie pathogénique particulière, prétendant trancher ainsi une question encore pendante. L'avenir dira quels doivent subsister, et dans quelle mesure.

« Pyélonéphrite tuberculeuse, pyonéphrose, pyélonéphrose tuberculeuse ; poches claires, kystes tuberculeux des reins, tuberculose polykystique ; tuberculose kystique caséeuse ; hydronéphrose tuberculeuse ; tuberculose caséeuse, caséifiante, caverneuse, caséo-caverneuse, ou phtisie caverneuse des reins ; tuberculose massive, tuberculose infiltrée ou infiltration tuberculeuse ; tuberculose nodomiliaire, nodulaire chronique, tubéreuse, abcédée ; tuberculose ulcéreuse des papilles, corticale, médullaire, primaire du bassinet ; tuberculose fibreuse, tuberculose rayonnante » :

sont autant de qualificatifs anatomiques tirés des caractères objectifs des lésions, de leur aspect le plus frappant, ou de leur siège primitif et principal.

Précisés et employés avec discernement, plusieurs de ces termes usités continueront à être utiles. Les défauts de la plupart sautent aux yeux, cependant : aucun n'est strictement propre ni distinctif. Les uns désignent seulement les états initiaux ou terminaux des lésions ; les autres indiquent les phases d'évolution successives de ces mêmes lésions. Ils n'ont donc pas de valeur spécifique, puisqu'ils peuvent s'appliquer, successivement, à toutes. Est-il un seul tubercule des reins, par exemple, quel que soit son siège, qui ne puisse passer successivement par l'état nodulaire, puis caséeux, ou massif, pour devenir ensuite ulcéreux et caverneux ?

En somme, ces qualificatifs, d'inspiration variable, n'ont pu servir de base à aucune classification naturelle. Toutes celles qui ont été proposées jusqu'ici sont « artificielles, schématiques »: sans logique, en un mot.

Les causes responsables de cette terminologie, trop riche et cependant insuffisante, variable chez chaque auteur, sont faciles à discerner.

Elles sont d'ordre divers et d'importance inégale. Une première cause, accessoire et banale, est intervenue d'abord. Dans le rein, comme ailleurs, des lésions, les plus particulièrement frappantes, décrites et nommées déjà, ont été découvertes et étiquetées à nouveau, une ou plusieurs fois, en peu d'années. L'ignorance de la littérature et l'observation trop courte, le désir de publier de l'inédit et la recherche peu scrupuleuse de la priorité, sont donc responsables d'un certain nombre de pléonasmes inutiles. On peut dire même nuisibles : car, en surchargeant le langage, ils entretiennent la confusion entre les faits, et retardent l'entente nécessaire aux progrès de la science. Cette petite cause de mauvaise nomenclature, d'ordre secondaire et inférieur, très humaine, mais point scientifique, devait être signalée.

La vraie cause de notre terminologie actuelle, défectueuse, en matière de Tuberculose rénale, est d'ordre plus général : c'est plus profondément qu'il la faut chercher : elle réside dans l'insuffisance même de nos connaissances. A des faits bien connus, bien décrits, nettement caractérisés ; à des théories simples, claires, concordantes avec ces faits, et solidement établies par une expérimentation rationnelle, correspondent toujours des termes justes, précis, en petit nombre, vite acceptés par tous. Les connaissances vagues et incomplètes, au contraire, faits mal observés, théories hâtives ou sans preuves, engendrent toujours une terminologie excessive, vague, individuelle et variable.

Cette cause essentielle agit ici bien réellement. Une simple revue de la question, sommaire et rapide, limitée à l'anatomie pathologique et à la pathogénie, mettra son action en évidence.

Dressons donc ce bilan de nos connaissances, d'après les documents récents, classiques désormais. Fixer la part du connu et de l'inconnu, du certain et de l'incertain ; mettre en balance, en un mot, le doit et l'avoir de notre science actuelle en matière de Tuberculose rénale : tel doit être d'abord notre but. Ce travail préalable est la préface nécessaire d'une étude sur les Formes de la maladie.

C'est à dessein que j'ai renoncé ici à toutes indications bibliographiques. Une bibliographie incomplète est fausse. Celle de la Tuberculose rénale, récemment réunie et publiée, occuperait à elle seule presque autant de pages que cette étude. J'en donnerai ailleurs un exposé historique et critique.

Je me borne donc à déclarer, en débutant, que tous les faits que j'ai vus et que je décris, ont été vus et décrits antérieurement par d'autres ; que toutes les théories dont je fais l'analyse critique, ont été déjà exposées et appréciées ailleurs.

J'ai cherché seulement à distinguer entre les faits pour les classer méthodiquement ; à les coordonner pour mieux faire comprendre leur signification. Puis, rapprochant les faits classés des théories critiquées, j'ai essayé de tirer de cette confrontation logique des déductions utiles au point de vue de la Pathogénie, de la Clinique et de la Thérapeutique.

C'est là, proprement, le but original poursuivi dans ce travail. S'il ne l'atteint pas, il lui restera cependant ceci : d'avoir pour point de départ et pour base, une observation, patiemment appliquée, pendant quinze années, à l'étude anatomo-pathologique d'une importante série de reins tuberculeux, d'autopsie et de néphrectomie. Cette contribution personnelle ne peut pas rester complètement inutile.

PREMIÈRE PARTIE

CHAPITRE PREMIER

ANATOMIE PATHOLOGIQUE DE LA TUBERCULOSE RÉNALE CHRONIQUE

I. — Anatomie macroscopique des Tubercules des reins

Granulations miliaires transparentes ou opaques ; nodules du volume d'un pois, homogènes, fermes et crus ; gros noyaux du volume d'une noisette, déjà ramollis à leur centre ; cavernes du volume d'une noix à parois bien constituées, à contenu variable : solide, épais, caséeux, mastic ou crétacé ; ou bien liquide, trouble, puriforme ; ou plus clair, jusqu'à devenir transparent ; cavernes soit fermées et enkystées au sein du parenchyme, soit ouvertes plus ou moins largement dans les calices et le bassinet, et de structure pariétale différente ; lésions concomitantes des voies d'excrétion ; lésions accessoires de la substance rénale conservée, encore respectée par les tubercules ; altérations pathologiques des tissus périrénaux, tant autour de la capsule que dans le hile, atmosphère conjonctive péri et intra-rénale :

toutes ces lésions, principales et constantes, accessoires et secondaires, ont été vues et décrites, dans la plupart de leurs variétés, par tous ceux qui ont pu étudier une série un peu importante de reins tuberculeux. Prises isolément, elles sont donc bien connues aujourd'hui. Si toutes les descriptions ne sont encore ni bien complètes ni absolument précises, les points essentiels de cette anatomie macroscopique sont, du moins, acquis et classiques.

Mais il est rare que ces lésions se présentent à nous, sur les pièces anatomiques, à l'état de pureté, et de simplicité. Le plus souvent, dans un même rein tuberculeux, coïcident des lésions multiples, siégeant en des points différents, rapprochés ou éloignés, aux surfaces comme dans la profondeur ; lésions de forme, d'étendue, d'âge dissemblables. L'association habituelle de lésions diverses, en des tableaux complexes, la multiplicité, en un mot, des types anatomiques, est bien le premier fait frappant, pour l'observateur qui étudie attentivement la Tuberculose rénale chronique.

Comment et pourquoi naissent ces lésions diverses ; suivant quels modes et quelles lois s'associent-elles ; dans quelles proportions se combinent-elles ; quels rapports les unissent entre elles : rapports de coïncidence fortuite, ou de causalité? Sont-elles semées au hasard dans le tissu rénal, sans relations nécessaires entre elles ; ou bien les unes dépendent-elles des autres, en leur succédant? Tout cela, nous ne le savons pas encore, ou peu, ou mal. Parmi les très nombreuses observations publiées, bien peu sont explicites à cet égard. Très détaillées et très précises cliniquement, c'est-à-dire au sujet du diagnostic, des indications et de la réalisation du traitement chirurgical, elles restent le plus souvent d'une concision regrettable en ce qui concerne l'anatomie pathologique. Les lésions macroscopiques grossières sont à peine indiquées d'un mot ; à ce point que très peu de ces observations sont utilisables pour l'anatomiste.

Et cependant, il existe, de toute évidence, dans les reins tuberculeux, des types anatomiques distincts, où des lésions, nettement caractérisées, se répètent avec les mêmes particularités constantes : lésions pures et typiques, faciles à lire, ou lésions complexes plus difficiles à déchiffrer. Ce sont ces formes diverses de lésions tuberculeuses chroniques du rein qu'il importe de dégager et de décrire, avec précision, pour les distinguer. Car là seulement gît la solution des questions encore pendantes. La connaissance précise des formes anatomiques, c'est-à-dire des lois suivant lesquelles naissent, se combinent et se succèdent les diverses lésions tuberculeuses associées dans un rein, est la seule base rationnelle sur laquelle on puisse construire une théorie pathogénique solide. Ce fondement nous manque encore. C'est la lacune la plus sensible de nos connaissances anatomo-pathologiques : le nœud de la question est bien là.

Cette lacune devait être signalée, car elle est possible à combler. Un matériel anatomo-pathologique complet, éclectique, étudié suivant une bonne méthode ; des coupes multiples bien orientées, exécutées sur un plan uniforme ; un choix judicieux des fragments destinés à l'examen histologique, fragments toujours totaux, allant du hile à la capsule ;

un mode de description univoque, employant un petit nombre de termes choisis, précis, et adoptés par tous ; l'usage de schémas simples, projetant sur un seul plan les lésions associées, diagrammes clairs où, dans chaque cas particulier, se pourraient lire d'un seul coup d'œil toutes les lésions, dans leurs sièges et sous leurs formes diverses : tels seraient les moyens de cette étude méthodique, complément nécessaire de nos connaissances actuelles. Ces moyens sont faciles à mettre en œuvre, et leur emploi ne peut donner que d'utiles résultats.

II. — Anatomie microscopique : histo-bactériologie de la tuberculose rénale chronique

Nos connaissances actuelles sur les tubercules des reins étudiés à l'aide du microscope, dans leur structure histologique et leur teneur microbienne, suffisantes sur bien des points, sont encore, sur d'autres, incomplètes.

Sur les lésions initiales de la Tuberculose rénale, nous possédons des documents nombreux et précis. L'histogénèse du follicule primitif, la structure de la granulation miliaire de la forme aiguë, par exemple, nous sont bien connues. Le rein, avec sa texture nettement définie, au double point de vue de la topographie histologique et de la cytologie, avec son gros pédicule unique facilement accessible, était, en effet, un organe tout désigné pour l'expérimentation ; et beaucoup l'ont choisi pour étudier les lésions initiales de la tuberculose expérimentalement provoquée. Ils nous ont montré les bacilles injectés dans les vaisseaux rénaux, arrivant aux capillaires et provoquant par leur arrêt dans les tissus, la lésion réactionnelle spécifique : le follicule initial. Au rein, ce follicule s'édifie, suivant la loi générale, dans le tissu conjonctif périvasculaire, autant aux dépens des cellules fixes de ce tissu, irritées et proliférantes, qu'aux dépens des cellules lymphatiques, attirées et diapédées. Les éléments nobles de l'organe, les cellules glandulaires différentiées des tubulis, ne prennent à sa constitution primordiale qu'une part accessoire, que quelques-uns même nient ; leurs altérations, vitales ou mécaniques, ne sont, en tous cas, que secondaires et contingentes. L'origine interstitielle, périvasculaire, conjonctive, c'est-à-dire lymphatique, des follicules tuberculeux, est ici, comme ailleurs, certaine.

Dans le rein, le *follicule* initial se présente avec ses caractères généraux plus ou moins typiques, suivant le point où la coupe l'atteint, tangentielle ou axile : cellule géante centrale avec ses noyaux multiples et ses bacilles inclus, entourée d'une couronne plus ou moins nette de cellules épithélioïdes en voie de dégénérescence et de fusion ; zone externe d'infiltration parvicellulaire, leucocytaire surtout, confluente en dedans, discrète en dehors, bordure banale que les coupes tangentes montrent seules.

Formée de follicules agglomérés, la *granulation* poursuit son évolution en passant par les stades habituels. Tandis qu'elle subit à son centre la dégénérescence vitreuse, puis caséeuse, elle progresse et s'accroît à sa périphérie par l'envahissement des espaces conjonctifs voisins, et l'adjonction de nouveaux follicules. Ce processus est facile à suivre dans le rein : tout y a été bien vu et bien décrit ; les petits tubercules s'y présentent avec leurs caractères classiques.

Par contre, les *gros tubercules* des reins, ceux qui caractérisent la forme chronique de l'adulte, ceux que les chirurgiens observent surtout dans les reins qu'ils enlèvent, ainsi que les lésions qui les accompagnent et les entourent, ont été moins bien étudiés. Très concises déjà au point de vue de l'anatomie macroscopique, les observations publiées jusqu'ici sont, pour la plupart, muettes absolument, quant aux détails histologiques.

Rarement histologistes par eux-mêmes, et absorbés par les exigences de la pratique, les chirurgiens n'ont le temps ni les moyens de ces recherches longues, autant que peu lucratives. Ils confient donc, le plus souvent, l'étude fine de leurs reins tuberculeux à des histologistes de profession, médecins pour la plupart ; et ceux-ci, tout naturellement, vont droit à ce qui les intéresse le plus ; là où les porte le courant scientifique du jour.

Les Néphrites, diverses de forme et de pathogénie, qui compliquent les infections générales et notamment l'infection tuberculeuse, sont restées, pour eux, questions d'actualité ; et ce terrain de recherches leur est encore singulièrement fécond. Aussi, les histologistes, en possession des reins tuberculeux, ont-ils porté le principal effort de leur étude sur les lésions concomitantes du parenchyme conservé, plutôt que sur les tubercules rénaux. Ils semblent même avoir un peu négligé ceux-ci, comme s'ils les tenaient pour lésions connues et banales. C'est ainsi que la question a dévié ; que l'étude histologique des reins tuberculeux, fournis par la chirurgie, s'est engagée dans une voie collatérale, médicale. Les lésions, multiples et diverses, qu'on y rencontre souvent, en dehors des tubercules, ont été assimilées à celle des Néphrites des tuberculeux pulmonaires. Sous la dénomination, discutable, de Néphrite tuberculeuse, ou encore de Tuberculose non folliculaire, un nouveau Chapitre a été ajouté récemment à l'anatomie pathologique de la Tuberculose rénale chronique.

Des néphrites tuberculeuses. — Chez nous, en effet, à Paris surtout, dans ces dix dernières années, les néphrites des tuberculeux ont fait l'objet d'un très grand nombre de travaux, tant d'observation simple que d'expérimentation ; tandis que l'histologie des grosses lésions tuberculeuses des reins faisait, relativement, peu de progrès.

Ces travaux, fort intéressants, nous ont appris plusieurs choses importantes ; et, bien qu'ils ne touchent que par un angle à l'anatomie pathologique de la Tuberculose rénale chronique, il convient d'en résumer ici les résultats.

Nous savons aujourd'hui, d'après ces publications, que les tuberculeux pulmonaires chroniques, les phtisiques, présentent, avec une fréquence encore très diversement appréciée, une albuminurie symptomatique de néphrites chroniques, dont les types cliniques, variables, sont encore mal fixés, malgré une riche terminologie. Nous n'ignorons plus que, à l'autopsie de ces sujets, on peut constater, en l'absence de tout tubercule rénal, outre la dégénérescence amyloïde classique, des lésions des reins, néphrites de type variable, épithéliales ou interstitielles, folliculaires ou non folliculaires ; néphrites qu'on distingue ainsi en plusieurs formes anatomiques, encore mal définies, et même contestées.

L'expérimentation, faite pour élucider la nature et la pathogénie de ces néphrites, nous a appris, en outre, que l'injection de toxines diverses, extraites des cultures de bacilles de Koch, ou du corps de ces bacilles eux-mêmes par les procédés usuels, peut, à elle seule, provoquer dans le rein de l'animal des lésions profondes et multiples : ici, lésions localisées en foyer, véritables follicules typiques sans bacilles ; là, lésions diffuses, à tendance tantôt caséifiante, tantôt sclérosante.

De ces expériences est issue tout naturellement cette conception pathogénique : les néphrites des tuberculeux sont des néphrites toxiques ; les lésions de leurs reins sont produites par les toxines bacillaires apportées par la circulation, poisons agissant directement sur les éléments cellulaires de l'organe qui les élimine, pour les altérer diversement.

Cette doctrine pathogénique, sans doute, n'a point paru générale ni suffisante ; car on lui a adjoint et opposé une autre interprétation. Les néphrites des tuberculeux sont dues, a-t-on dit, non pas seulement à l'action des toxines bacillaires, mais encore à l'action directe des bacilles de Koch eux-mêmes, arrivant aux reins avec le sang, le traversant pour s'éliminer avec les urines, sans y laisser le tubercule, trace cependant habituelle de leur passage ; mais seulement des lésions de néphrite diffuse, ainsi vraiment tuberculeuse.

Ces deux théories sont encore l'une et l'autre en discussion. L'accord n'est fait entre les médecins et les histologistes, ni sur la fréquence et l'importance, ni sur les formes anatomiques et cliniques, ni sur la pathogénie de ces néphrites des tuberculeux ; et la question reste ouverte. La valeur scientifique positive de quelques-uns de ces travaux est même, aujourd'hui encore, en conteste : leurs conclusions ne sont pas admises par tous. Notre Traité classique d'histologie pathologique, celui de Cornil et Ranvier, édition de Brault et Letulle, rejette nettement les principales.

Ces recherches de pathologie médicale, dont j'ai cherché à résumer le vrai sens, sont certainement d'un grand intérêt. Mais, qu'il nous soit permis de le faire remarquer, elles n'ont que des rapports indirects avec la question qui nous occupe : je veux dire l'histologie de la Tuberculose rénale chronique. Si, dans un rein extirpé, atteint d'une lésion tuberculeuse unique et localisée, tubercule massif ou caverne, les portions conservées du parenchyme rénal peuvent présenter des lésions de néphrite diffuse ou de dégénérescence amyloïde ; si, chez un tuberculeux du rein droit, à lésions avancées, le rein gauche, encore respecté par les tubercules, peut être atteint de ces mêmes lésions, analogues à celles que l'on rencontre chez les tuberculeux pulmonaires, ce sont là des complications éventuelles et contingentes, dont la fréquence est encore mal établie. Importantes, sans doute, du point de vue clinique, puisque c'est d'elles que peut dépendre l'indication thérapeutique, et qu'elles gouvernent ainsi, parfois, le traitement, ces néphrites diffuses des tuberculeux chroniques du rein ne sont pas tout, cependant, ni pour le chirurgien, ni pour l'anatomiste.

On peut l'affirmer sans hésiter : les notions anatomiques et pathogéniques acquises aujourd'hui sur les néphrites des tuberculeux sont incapables de rendre compte de toutes les altérations qu'on rencontre dans les parties conservées des reins atteints de tuberculose chronique. Les lésions y sont diverses, polymorphes, et relèvent sans doute de plusieurs processus pathogéniques différents. Elles ne sont pas justement comparables aux lésions des néphrites des tuberculeux, ni superposables à elles. C'est du moins la conviction que je garde, après en avoir poursuivi l'étude histologique, sur une longue série de reins tuberculeux chroniques.

Donc, faire rentrer, comme on a voulu le faire, les Néphrites tuberculeuses dans le cadre de la Tuberculose rénale chronique ; en faire une forme de cette maladie ; leur donner, comme entité morbide, sous ce nom ou sous celui de Tuberculose non folliculaire du rein, une place dans la classification et la nomenclature de ses types, c'est faire œuvre artificielle. Cette tentative d'assimilation forcée, dont les causes ne furent pas toujours d'ordre purement scientifique, reste, à mon sens, injustifiée. Introduisant, indûment, une notion nouvelle dans un sujet déjà complexe, elle ne pouvait qu'augmenter la confusion, et retarder le progrès de nos connaissances.

En somme (et c'est presque un truisme de l'écrire), ce qui caractérise essentiellement la Tuberculose rénale chronique, ce sont les Tubercules des reins, avec les lésions secondaires et constantes de voisinage qui en dérivent directement ; et non pas les lésions diffuses, éloignées, sans rapports évidents avec eux, et qui peuvent seulement les compliquer, éventuellement, dans un certain nombre de cas.

A elles seules, ces lésions *tuberculeuses* et *péritubercu-leuses* seraient un sujet d'étude suffisant pour l'histologiste ; et il est facile d'indiquer brièvement les points les plus intéressants de cette histologie pathologique de la Tuberculose rénale chronique, encore à parfaire.

Il faut distinguer d'abord entre : lésions tuberculeuses principales et lésions érituberculeuses accessoires.

1° Les *tubercules* des reins, étudiés aux périodes successives de leur évolution, présentent entre eux, en effet, des différences de structure qui méritent d'être nettement affirmées. Un seul exemple, choisi parmi d'autres, est typique à cet égard : la structure des parois des cavernes. Elle est variable. Ici, c'est une caverne fermée, arrondie, régulière, dont la paroi mince, lisse, est à peine soulevée par une ou deux grosses brides peu saillantes. A l'examen histologique, la structure de cette paroi est simple. En dedans, c'est une couche de tissu de granulation banal, souvent vasculaire, à peine recouverte d'un mince liséré caséeux discontinu, en voie d'élimination ; en dehors, c'est une couche fibreuse plus ou moins épaisse, plus ou moins dense, où des îlots et des traînées d'infiltration embryonnaire informes, séparent seuls les faisceaux conjonctifs. Ni en dedans, ni en dehors on ne peut retrouver aucune formation tuberculeuse, aucun follicule. Le processus bacillaire est éteint ; les lésions sont anciennes, enkystées, en voie de réparation, et histologiquement frustes.

Là, au contraire, la caverne est largement ouverte dans les voies d'excrétion, irrégulière de forme, à contours découpés, polycycliques, et bordée d'un feston caséeux épais, où les dépressions alternent capricieusement avec les saillies. Sur la coupe, cette paroi caséeuse, épaisse et stratifiée, présente de dedans en dehors : une couche interne caséeuse de tissu nécrosé encore adhérent ; une couche moyenne d'infiltration embryonnaire confluente, où les follicules typiques, disséminés ou agminés en granulations, abondent ; une zone externe à limites imprécises, d'où l'infiltration parvicellulaire se répand en traînées dans les interstices du tissu voisin. C'est la caverne typique, celle où le processus tuberculeux se montre en pleine activité : destruction nécrotique par le dedans, et extension progressive par le dehors.

Dans ces cavernes actives elles-mêmes, il s'en faut que les lésions soient, toujours et partout, identiques. Dans les unes, la zone tuberculeuse moyenne est continue, et riche en follicules ; dans les autres, elle fait presque défaut, et la couche caséeuse interne est doublée par une épaisse zone vitreuse, homogène, massive, qu'une simple bordure d'infiltration embryonnaire confluente, sans formations typiques, sépare des tissus voisins.

Des différences de même ordre, et tout aussi accusées,

peuvent être aussi constatées dans la structure des tubercules crus et caséeux, avant leur ulcération caverneuse.

Envisagés du point de vue de leur *teneur microbienne*, les tubercules des reins n'offrent pas moins de variétés frappantes. Pourquoi, dans tel cas, les bacilles de Koch se rencontrent-ils dans tout le foyer, abondants partout, jusqu'à former de gros amas visibles à l'œil nu sur les coupes colorées ; tandis que, dans tel autre, les recherches les plus patientes ne peuvent les déceler qu'en très petit nombre, ou même faire constater leur absence?

Dans certains cas de pyurie chronique, où l'âge et l'habitus du sujet, les antécédents, les commémoratifs, l'absence de toute cause locale conduisent nécessairement au diagnostic clinique de tuberculose chronique des reins, les recherches assidues, poursuivies et répétées, sur le sédiment purulent des urines, restent négatives. A l'examen direct et par l'inoculation même, le bacille de Koch manque ; dans le pus on ne trouve rien, ou d'autres organismes non définis. La tuberculose chronique des reins ne serait-elle donc pas toujours bacillaire? Il y aurait grand intérêt à faire, à l'occasion, une étude histo-bactériologique particulièrement stricte des lésions rénales, dans ces cas singuliers, anormaux ; elle mettrait peut-être en évidence des pseudotuberculoses, microbiennes ou mycosiques, dont nous ne pouvons encore que soupçonner l'existence, dans le rein.

L'étude des *Infections secondaires*, pyogènes ou nécrosantes, causées par les germes associés secondairement au bacille de Koch, mériterait, elle aussi, d'être complétée. Ces infections secondaires existent certainement, et nous les constatons aisément. Nous avons même des documents valables sur leur fréquence et quelques-unes de leurs modalités. Mais l'étude des organismes anaérobies est à peine ébauchée, dans le pus polymicrobien du rein tuberculeux. L'influence vraisemblablement considérable, décisive peut-être, que ces infections secondaires peuvent avoir sur la forme, la nature, la profondeur, des lésions rénales ; sur leur évolution et leur terminaison, sur leur gravité et leur pronostic, ne peut être que soupçonnée : elle n'est pas solidement établie.

L'étude histo-bactériologique des tubercules des reins, envisagée seule, offre donc encore, ces quelques exemples le montrent, un très grand intérêt, par les lacunes mêmes qu'elle présente.

2° Il en est de même pour les lésions *périturberculeuses*, celles qui entourent et compliquent les foyers tuberculeux ; elles sont constantes, multiples et diverses.

Il faut en distraire tout d'abord les lésions réactionnelles immédiatement contiguës aux foyers, lésions vraiment pariétales, qu'on peut faire rentrer dans la description de ces foyers eux-mêmes. En outre, les lésions tuberculeuses secondes de propagation et d'extension, follicules et granulations jeunes disséminés, particulièrement importantes, méritent une description spéciale, dont nous indiquerons plus loin les traits essentiels.

Restent les lésions banales périturberculeuses, lésions

variables entre lesquelles il importe de distinguer encore.

Toutes ces lésions secondaires, conséquences directes des foyers tuberculeux, ont un caractère commun : ce sont essentiellement des lésions localisées, *segmentaires*. Elles occupent les parties, centrales ou périphériques, du lobule ou du lobe, réservées par ces foyers, et s'y limitent. Les plus fréquentes et les plus faciles à observer sont les lésions du segment d'écorce qui recouvre un gros tubercule central, caséeux ou caverneux : elles ont essentiellement le caractère de lésions mécaniques. Le foyer, comprimant, déviant, oblitérant les tubes droits, a interrompu les voies d'excrétion ; et, par suite de la rétention urinaire, la partie d'écorce correspondante est toujours plus ou moins profondément altérée. Dilatation tubulaire et glomérulaire d'abord, puis dégénérescence et régression embryonnaire des cellules sécrétantes, sont les premières étapes de ce processus, qui aboutit finalement à l'oblitération et à la disparition du labyrinthe. Les tubes contournés ne se distinguent plus, au milieu d'une infiltration parvicellulaire confluente ; seuls les glomérules dilatés et fibreux persistent encore. C'est le type commun des lésions corticales sus-caverneuses : lésions très analogues à celles qu'on produit expérimentalement par la ligature oblitérante septique des voies d'excrétion.

Quelle part l'infection bacillaire primitive, ou l'infection pyogène secondaire, surajoutées aux troubles mécaniques, prennent-elles à la genèse de ces néphrites segmentaires oblitérantes ? Quel est, dans le processus, inflammatoire ou dégénératif, le rôle respectif qui revient aux microbes eux-mêmes, et celui qu'on peut attribuer à leurs toxines? Il est difficile de le discerner avec précision dans les reins humains, malgré les documents expérimentaux. On doit penser que cette double action intervient ; car certains cas montrent avec évidence des lésions infectieuses inflammatoires, d'autres des lésions toxiques, dégénératives ; lésions typiques, les unes comme les autres. Ici, ce sont des traînées ascendantes d'infiltration leucocytaire confluente en voie de régression suppurative ; là, des zones étendues de parenchyme, où tous les éléments cellulaires, comme nécrosés, ont subi une dégénérescence vitreuse massive, sans néoformations folliculaires ni nodulaires classiques.

D'autres lésions, segmentaires et nettement figurées, elles aussi, peuvent encore compliquer dans l'écorce les tubercules centraux ; lésions dont la forme et la nature prouvent à l'évidence le mécanisme particulier : ce sont des lésions d'origine vasculaire directe, des infarctus.

Quand une grosse branche artérielle, lobulaire ou lobaire, contiguë à un foyer, envahie de dehors en dedans par les bacilles, est atteinte d'endartérite tuberculeuse oblitérante, un infarctus, généralement conique à base corticale, obstrue son territoire de distribution : lésion de nécrose massive simple, à laquelle peuvent s'adjoindre, primitivement ou secondairement, celles de l'embolie bacillifère.

La phlébite tuberculeuse secondaire d'une grosse branche veineuse, avec thrombose bacillaire, produit des lésions segmentaires analogues : stase, hémorragie interstitielle ; nécrose, simple ou tuberculeuse. Ces lésions circonscrites, d'origine artérielle ou veineuse, ne sont pas exceptionnelles dans l'écorce du rein tuberculeux, et doivent être distinguées des lésions segmentaires banales.

Je ne fais que mentionner ici, pour y revenir plus loin, les foyers limités de sclérose, nodules ou bandes fibreuses, qu'on peut rencontrer encore dans les néphrites segmentaires secondaires, qui compliquent les tubercules des reins.

Enfin, dans les reins tuberculeux, les lésions concomitantes des *voies d'excrétion*, calices et bassinet, presque constantes, et qui font partie intégrante du tableau pathologique, ont une importance considérable : elles méritent d'être étudiées méthodiquement, dans leur structure histologique, pour pouvoir être classées. Inflammation simple, tuberculose granuleuse superficielle des muqueuses, localisée ou diffuse ; infiltration caséeuse massive et profonde, étendue à toute l'épaisseur de la paroi ; lésions externes, péripyélite simple, fibro-adipeuse, scléreuse, hypertrophique ; ou péripyélite tuberculeuse ; lésions subséquentes des organes du pédicule rénal, vaisseaux, nerfs, voies d'excrétion elles-mêmes : autant de lésions diverses qu'il importe de savoir distinguer, pour les rapprocher des lésions rénales, différentes, qu'elles accompagnent.

Le même travail histologique pourrait être fait avec autant de fruit pour les périnéphrites externes, fréquentes dans la Tuberculose chronique des reins : lésions inflammatoires simples et banales, adhérences et brides fibro-vasculaires d'une part ; lésions tuberculeuses d'autre part : bourgeons fongueux bacillaires nés de l'écorce, et abcès froids périnéphrétiques consécutifs.

La conclusion nécessaire de cette énumération concise des lésions, néphrites et périnéphrites diverses qui compliquent les tubercules des reins, est celle-ci, sur laquelle il faut insister : Les lésions accessoires et secondaires qu'on observe sur les reins atteints de Tuberculose chronique, dans les zones de parenchyme qui avoisinent les tubercules, ne sont pas celles des néphrites tuberculeuses des phtisiques : elles sont autres et relèvent de plusieurs processus anatomiques distincts. Ce sont, avant tout, des lésions segmentaires, conséquences directes des foyers tuberculeux qu'elles entourent.

La description histologique du rein tuberculeux, on le voit, est donc loin d'être encore complète et suffisante.

CHAPITRE II

PATHOGÉNIE
DE LA TUBERCULOSE RÉNALE CHRONIQUE

---

§ 1er. — Exposé de la pathogénie

Que si, quittant les faits pour passer aux théories qui doivent les interpréter, nous sortons de l'Anatomie pathologique pour aborder la Pathogénie, l'incertitude de nos connaissances apparaît plus frappante encore ; et ceci n'est pas pour nous surprendre.

Le champ des faits d'observation est un terrain solide, étendu sans doute, mais cependant borné ; celui des théories est un espace sans limites, au sol mouvant. Pour parcourir et labourer le premier, il faut du temps, de la patience et du travail ; et cela est réservé au petit nombre. Chacun au contraire, sans peine, avec plaisir et profit, peut voyager à son gré dans le second : il n'y faut qu'un peu d'ingéniosité. Mais celui qui s'engage dans le champ des hypothèses sans s'être préparé à ce voyage facile, par un stage assidu sur le terrain des faits, risque fort d'errer à l'aventure et de s'égarer : le fil conducteur lui manque.

Moins les faits sont étudiés et connus, plus les théories sont aisées. Après l'exposé qui précède, nous ne nous étonnerons donc pas si nous nous trouvons en présence de théories pathogéniques multiples, successivement proposées pour résoudre la question de la Tuberculose rénale chronique.

On peut, en effet, avancer, dès l'abord, qu'il n'existe pas aujourd'hui une doctrine pathogénique univoque, précise, solidement établie, qui suffise à expliquer la genèse de toutes les lésions que nous observons, dans tous les reins tuberculeux.

Un coup d'œil historique, qui n'est pas sans présenter quelque intérêt, du point de vue scientifique général, fera la preuve de cette assertion liminaire.

I. — Les théories

Il y a vingt-cinq ans, quand la néphrectomie fut appliquée, timidement d'abord, et un peu au hasard ; systématiquement ensuite et de façon courante, au traitement de la tuberculose rénale ; quand des matériaux d'observation nombreux et variés furent ainsi livrés, chaque jour, aux anatomistes, des théories pathogéniques furent aussitôt émises pour expliquer les faits nouveaux. Nées des hasards de l'observation et guidées par les idées régnantes en pathologie générale, variables donc suivant les conditions d'observation, le milieu scientifique, la culture préalable et le tour d'esprit propres à chaque observateur, ces théories faciles n'ont pas cessé de se développer. Elles se succèdent et se remplacent depuis lors, périodiquement ; elles nous divisent encore aujourd'hui.

I. — On distingua d'abord, en France, la Tuberculose rénale en *médicale* et *chirurgicale*. Ces deux mots, limitant deux champs d'observation voisins, creusaient, assez mal à propos, le fossé qui sépare médecins et chirurgiens. Chacun de ces termes impliquait en outre une théorie pathogénique spéciale ; les deux théories différentes prétendant s'appliquer à deux groupes de faits dissemblables.

La Tuberculose *Médicale* du rein fut la Tuberculose aiguë miliaire, maladie surtout infantile, observée par les seuls médecins, et sans thérapeutique, puisqu'elle est toujours rapidement mortelle. Epiphénomènes d'une infection tuberculeuse généralisée, la granulie, les lésions rénales furent regardées, et avec raison, comme la conséquence d'une infection sanguine. Les fines granulations multiples, semées dans le parenchyme du rein, comme dans d'autres organes, résultaient de l'apport direct du bacille par les vaisseaux : Tuberculose Médicale, granulique, et Tuberculose d'origine sanguine, hématogène, descendante, furent dès lors synonymes.

La Tuberculose *Chirurgicale*, au contraire, fut l'infection limitée au rein, maladie chronique, à marche lente, caractérisée par de gros foyers tuberculeux, plus ou moins nombreux, mais toujours localisés, lésions vouées à la caséification, au ramollissement et à l'ulcération caverneuse ; maladie dont le terme d'évolution spontanée est, le plus souvent, la phtisie rénale et la mort. Cette tuberculose rénale chronique, les chirurgiens apprirent bientôt à la reconnaître cliniquement, puis à la guérir, radicalement, en enlevant le rein.

Dans cette forme, disait-on, l'enchaînement des lésions est manifeste, et tout autre. Les tubercules débutent dans les voies génito-urinaires inférieures, siège constant des symptômes cliniques les plus précoces et les plus douloureux ; au niveau de la prostate et du col de la vessie, par exemple. De ce siège primitif prostato-vésical, l'infection bacillaire gagne secondairement, par l'uretère, le bassinet et les calices, puis, enfin, le rein lui-même, dans une marche ascendante. Tuberculose chronique Chirurgicale du rein fut synonyme de Tuberculose urogène ascendante ; maladie toute différente de la tuberculose aiguë médicale, hématogène et descendante. Les deux formes s'opposaient ainsi à la fois, par les caractères de leurs lésions, leur marche, leur terminaison et leur mode pathogénique.

Cette conception dualiste de la tuberculose urinaire, suggérée par quelques faits d'observation superficielle, et appuyée sur les théories régnantes alors en pathologie rénale, devait séduire à première vue. La théorie, satisfaisante et commode, en somme, fit donc, chez nous du moins, fortune aisée et rapide. Elle ne devait pas durer, car une base solide lui manquait, en fait comme en théorie.

2. — On ne fut pas longtemps sans s'apercevoir, en effet, que les plus nombreux des faits de tuberculose chronique des reins ne pouvaient cadrer avec la doctrine proposée pour les expliquer. Le plus souvent, en effet, et l'observation de

chaque jour le montre, la lésion tuberculeuse du rein est la seule, ou la première en date, dans l'appareil urinaire. Les lésions des voies d'excrétion inférieures, qui l'accompagnent et la compliquent, éventuellement, lui sont, de toute évidence, postérieures et subordonnées. La Tuberculose rénale chronique est donc primitive, et non pas secondaire et ascendante.

Sous la pression des faits, la réaction d'idées fut rapide et, comme il arrive souvent, excessive. Non, dit-on, la tuberculose chronique du rein ne vient pas de la vessie : les lésions du rein ne montent pas par l'uretère. Primitives, elles viennent du sang, comme celles de la tuberculose miliaire aiguë. Comme la granulie, la tuberculose rénale chronique est la conséquence, la localisation d'une infection sanguine bacillaire générale. Elle est, elle aussi, d'origine circulatoire, hématogène. Du foyer rénal initial, les bacilles, éliminés avec les urines, vont inoculer successivement de haut en bas les voies inférieures, bassinet, uretère, vessie, prostate même, dont les lésions deviennent ainsi secondaires et descendantes.

Ainsi fut créée, un peu à la légère, car l'abus d'assimilation était manifeste et les objections ne manquaient pas, la doctrine pathogénique uniciste. Dans cette théorie, tous les tubercules des reins, les granulations disséminées de la forme aiguë comme les gros tubercules de la forme chronique, quel que soit leur siège initial, sont d'origine circulatoire ; toujours, le bacille de Koch, circulant dans le sang, est apporté directement au rein par les vaisseaux : toute tuberculose rénale est hématogène et descendante.

3. — Certains faits cependant, établis à la fois par l'étude anatomique et l'observation clinique, concordantes, faits rares il est vrai, et pour la plupart discutables, vinrent troubler l'accord et diviser les théoriciens.

En voici le type : le rein droit, premier, est atteint de tuberculose chronique profonde. Secondairement, la vessie se prend, par voie descendante ; et ses lésions, d'abord limitées au pourtour de l'ostium urétéral droit, se propagent de proche en proche à toute la muqueuse. Elles atteignent enfin l'ostium gauche, et, à l'autopsie, on trouve des lésions tuberculeuses jeunes de l'uretère, du bassinet et du rein gauche, causes prochaines de la mort : rénale droite primitive, descendante vésicale, rénale gauche ascendante : telle semble bien avoir été, dans ces cas, la marche de la maladie.

De même dans certaines tuberculoses anciennes, nettement primitives de l'appareil génital, à des lésions avancées de la prostate, des vésicules et du col, on voit succéder, par le même mécanisme, des lésions tuberculeuses jeunes de l'un des reins ; celui-là précisément dont le conduit excréteur a été atteint, à son orifice vésical, par l'ulcération cervicale, l'autre étant encore épargné.

Très peu de ces faits intéressants, nous le verrons plus loin, résistent à une analyse anatomique serrée ; et presque tous laissent le champ ouvert à d'autres interprétations pathogéniques. Ils furent assez frappants cependant, pour qu'on en ait conclu : la Tuberculose rénale ascendante ou urogène existe réellement, prouvée par un petit nombre de faits. Il faut donc lui faire une place, étroite sans doute, mais nette, à côté de la tuberculose hématogène, qui reste la vérité générale. Et c'est ainsi que plusieurs, dans cette mesure restreinte et bien définie, d'unicistes redevinrent dualistes, adoptant, suivant l'opportunité, pour expliquer toutes les catégories de faits, tantôt l'une, tantôt l'autre des deux théories pathogéniques : l'unité doctrinale, un moment établie, fut ainsi entamée.

4. — En quelque chose pourtant, la théorie généralement régnante devait pécher encore. Devant certaines particularités des faits d'observations, elle parut insuffisante ; quelques-uns même la jugèrent nettement déficiente. Tous ne sont pas également faciles à satisfaire avec des mots. Si la plupart se contentent d'un éclectisme opportuniste, d'autres s'inquiètent, et cherchent plus avant, pour s'expliquer ce qu'ils ne comprennent pas encore.

C'est à cet état des esprits, sans doute, qu'il faut attribuer, principalement, l'apparition d'une nouvelle théorie pathogénique. Récemment produite, cette théorie, toute originale, rompant résolument avec les anciens errements, ne tend à rien moins qu'à ruiner radicalement et à remplacer les deux conceptions antérieures, la doctrine hématogène comme la doctrine urogène, dans l'interprétation de la Tuberculose rénale chronique.

Ce n'est pas par la voie sanguine, non plus que par la voie de l'uretère, dit cette nouvelle théorie, que le bacille de Koch arrive au rein pour y produire les lésions de la Tuberculose chronique. C'est par la voie lymphatique ; et le mode d'invasion est le suivant. A la tuberculose pulmonaire, première manifestation habituelle de l'infection bacillaire, succède la tuberculose des ganglions médiastins, et celle de la plèvre ; et des adhérences conjonctivo-vasculaires se forment, qui unissent la base du poumon au diaphragme. Par ces voies pathologiques détournées, le bacille passe du thorax dans l'abdomen, et gagne ainsi les ganglions de la chaîne lombo-aortique, réceptacles des lymphatiques rénaux. C'est de ce foyer ganglionnaire abdominal, secondaire, que l'infection se propage au rein, suivant ses troncs lymphatiques efférents, dans une marche rétrograde. Et cette théorie peut rendre compte des particularités gênantes que la théorie hématogène est incapable d'expliquer : l'unilatéralité, droite surtout, et le siège souvent central des lésions initiales et principales, dans le rein tuberculeux chronique.

Cette théorie lymphogène de la Tuberculose rénale, ingénieuse, spécieuse un peu, ne pouvait invoquer à son appui qu'un petit nombre de faits d'observation, discutables d'ailleurs. Elle reçut chez nous, il faut le reconnaître, un assez mauvais accueil : jusqu'ici, je crois, il ne se trouva personne encore pour l'adopter et la défendre résolument, après un examen impartial. A chaque occasion offerte par les faits, dans nos Congrès et notre Presse, des Urologues, partisans de la théorie hématogène comme partisans de la théorie urogène, s'unissent pour la combattre, et répètent contre elle leurs meilleurs arguments, déjà cependant fort usagés.

Voilà précisément à quel point nous en sommes aujourd'hui. La discussion continue sans aboutir à aucune conclusion ; et l'entente ne se fait point entre nous, au sujet de la pathogénie de la Tuberculose rénale chronique. Les travaux d'ensemble les plus récents montrent cette lacune : ils traduisent cette sorte de malaise scientifique, qui résulte de l'incertitude prolongée en présence d'une question doctrinale, d'importance essentielle.

II. — L'expérimentation

Pour prouver le bien-fondé d'une théorie pathogénique née de l'observation des faits humains, l'expérimentation est, aujourd'hui, nécessairement requise. Elle seule, en effet, peut fournir la preuve, en reproduisant, chez l'animal, les mêmes lésions observées chez l'homme, et par les mêmes mécanismes. Plus la question est difficile et la théorie constestée, plus l'expérimentation est indispensable. Celle qui fut mise au service de la pathogénie, discutée, de la Tuberculose rénale, fut donc, naturellement, très étendue et très variée : en voici les principaux résultats.

1. — **Tuberculose expérimentale, hématogène, descendante.** — Ici, les résultats positifs sont relativement faciles à obtenir ; et, dès le début, tous les expérimentateurs ont réussi, plus ou moins complètement.

L'injection massive du bacille de Koch, faite soit directement dans les vaisseaux rénaux, artères et veines, soit indirectement dans la circulation générale, surtout quand elle est accompagnée de conditions locales adjuvantes, comme le traumatisme ou l'inflammation qui préparent et favorisent la réceptivité de l'organe, produit constamment, quand l'expérience est bien faite, des tubercules des reins. Les lésions rénales artificielles ainsi obtenues sont, constamment aussi, celles de la tuberculose miliaire aiguë diffuse, souvent suivie de la mort rapide de l'animal.

Cependant, dans de récentes expériences, l'injection discrète et répétée de bacilles peu virulents dans l'artère rénale a été suivie de lésions, discrètes aussi, et localisées, très analogues à celles de la Tuberculose rénale chronique.

Des lésions secondes des voies inférieures suivent parfois, spontanément, la lésion rénale primitive expérimentale. On peut donc avancer que la tuberculose urinaire, descendante, d'origine circulatoire, à début rénal, constatée chez l'homme, a été reproduite chez l'animal. La théorie hématogène aurait trouvé ainsi sa confirmation décisive.

2. — **Tuberculose ascendante urogène expérimentale.** — Elle est moins facile à obtenir chez l'animal. Aussi, les premiers expérimentateurs, et presque tous ceux qui les ont suivis, ont été amenés à joindre, à l'injection bacillaire dans l'uretère ou la vessie, la ligature de l'uretère, définitive ou temporaire, complète ou incomplète ; ou celle, passagère, de l'urèthre. La stase urinaire, absolue ou relative, élément additionnel considérable, semblait ainsi la condition adjuvante, nécessaire à la production de la tuberculose rénale ascendante.

Cependant, ici encore, les derniers expérimentateurs ont été plus heureux : ils obtinrent la tuberculose rénale par la simple injection bacillaire dans l'uretère ou la vessie, sans ligature surajoutée. La tuberculose rénale ascendante humaine semble donc devenir, elle aussi, une réalité expérimentale.

***

Sans entrer ici dans l'examen détaillé de ces expériences, il est permis cependant de faire à leur sujet quelques remarques générales. Toutes ces recherches ne furent pas toujours, semble-t-il, inspirées par un esprit rigoureusement scientifique, ni conduites suivant une méthode juste, à l'abri de toute critique. Beaucoup d'expérimentateurs, en effet, trop convaincus, ou trop intéressés à réussir, se sont bornés à employer le seul mode expérimental susceptible d'apporter une confirmation, ou du moins un appui, à leurs idées théoriques préconçues. Très peu se sont astreints à instituer des expériences contradictoires, par d'autres voies, ou d'autres moyens, pour contrôler les théories de leurs adversaires. Dans ces conditions exclusives, on est amené, presque fatalement, à forcer à la fois les faits et leur interprétation : on demande à l'expérience de donner plus qu'elle ne peut tenir. L'observateur impartial, cependant, doit toujours être prêt à accepter, d'une expérimentation animale, toujours aussi adéquate que possible aux conditions de la pathologie humaine, la réponse affirmative ou négative ; celle qui peut consolider, ou celle qui vient ruiner sa théorie pathogénique personnelle.

Cet écueil de l'expérimentation unilatérale et forcée, n'a pas toujours été évité ici. L'injection massive de bacilles de Koch dans l'artère rénale ou dans l'uretère est un mode expérimental fort artificiel : il diffère singulièrement des conditions dans lesquelles se produit, chez l'homme, la tuberculose spontanée, hématogène ou urogène, conditions que nous aurons à spécifier plus loin. Les circonstances adjuvantes, lésions rénales préalables ou stase concomitante, en outre, ne se retrouvent guère en clinique. Les faits expérimentaux ne sont donc pas superposables aux faits humains.

Il faut reconnaître que les dernières expériences confirmatives des deux théories échappent, en partie du moins, à cette critique : elles se rapprochent davantage des réalités. D'abord artificielle et brutale, l'expérimentation se perfectionne, devient graduellement plus simple et plus naturelle, et serre de plus près les faits humains : c'est la marche normale du progrès en science expérimentale.

Il est permis de penser, cependant, que ces expériences récentes, si heureusement positives, exigent, elles aussi, pour réussir, un déterminisme particulier. S'il en était autrement, comment les premiers observateurs auraient-ils tous échoué? Par quelle singulière aberration auraient-ils été tous conduits à ajouter la ligature à l'injection uretérale, si l'injection simple pouvait suffire? Et comment, d'injections bacillaires artérielles, forcément variables en nature, en abondance et en virulence, entre tant de mains diverses, auraient-ils constamment obtenu les lésions diffuses de la tuberculose miliaire aiguë, au lieu de celles, localisées, de la tuberculose chronique?

On peut espérer que l'expérimentation ultérieure, poursuivie suivant des modes nettement déterminés, dissipera les obscurités et lèvera les doutes ; qu'elle nous montrera, chez l'animal, des lésions rénales typiques, identiques à celles des reins tuberculeux humains, lésions diverses comme chez l'homme, et constantes pour chaque mode expérimental.

3. — **Tuberculose lymphogène.** — Jusqu'ici, à ma connaissance, la théorie de la Tuberculose rénale chronique d'origine lymphogène n'a reçu l'appui d'aucun fait expérimental. L'expérimentation animale serait-elle donc impuissante à rien obtenir, dans cette nouvelle voie?

§ 2. — Critique des théories pathogéniques

Après cet exposé sommaire des faits principaux acquis, peu à peu, par l'observation et l'expérience sur la bacillose des reins, il devient possible d'aborder la critique des théories pathogéniques, proposées pour expliquer la genèse des lésions de la Tuberculose rénale chronique : et c'est une œuvre nécessaire. Envisageons donc successivement les trois théories actuelles, cherchant dans quelle mesure chacune d'elles peut expliquer les faits humains, de manière à satisfaire l'esprit.

I. — Théorie urogène ascendante

Elle ne peut retenir longtemps l'attention : il y a donc intérêt à en traiter d'abord.

De l'aveu même de ceux qui la défendent, cette théorie ne s'applique qu'à un petit nombre de cas, bien spécifiés, de Tuberculose rénale chronique : ceux où des lésions urogénitales inférieures anciennes ont précédé, de toute évidence, des lésions rénales récentes. Pris un à un et soumis à l'analyse, ces faits rares ne sont pas tous probants. Si, dans quelques-uns, la marche ascendante des lésions semble inscrite, en caractères faciles à lire, tout du long de l'appareil, du carrefour prostato-vésical au rein, presque tous, cependant, se prêtent à une autre interprétation pathogénique. Qui peut affirmer que l'infection rénale secondaire et jeune est bien ici le résultat d'un processus ascendant direct, et non la localisation secondaire d'une infection sanguine, issue du foyer inférieur, primitif et ancien ?

Admettons cependant la réalité de l'infection ascendante directe par les voies urinaires. Son mécanisme intime reste cependant encore incertain ; variable probablement comme les faits, entre lesquels il faut distinguer.

Dans un premier groupe de cas, on constate, à l'autopsie, une ulcération tuberculeuse des muqueuses urinaires, continue, s'étendant de la vessie, par l'uretère, jusqu'au bassinet, avec des tubercules jeunes dans les reins. Anciennes et profondes en bas, les lésions sont superficielles en haut. Il n'y a pas lieu de discuter, ni d'invoquer un mécanisme spécial. C'est un cas de propagation ascendante directe, par continuité, d'une lésion tuberculeuse des muqueuses ; le processus est général et banal, il n'a rien de propre à l'appareil urinaire. De tels faits, rares, existent.

Dans une seconde série de faits, entre la lésion inférieure ancienne, et la lésion supérieure récente, il n'y a pas continuité : l'uretère est demeuré sain, entre la vessie et le rein, lésés à des degrés différents. Pour expliquer ces cas, on pourra toujours, si l'on veut, soutenir, qu'ici encore, la lésion rénale est d'origine hématogène descendante et non urogène ascendante. Admettons cependant que l'infection a suivi la voie urétérale directe et non la voie détournée de la circulation : par quel mécanisme a-t-elle gagné le rein? Faut-il croire, comme on le dit souvent encore, que le bacille de Koch, versé dans les voies inférieures par les ulcérations caséeuses, est remonté de lui-même vers le bassinet et le rein, pour les inoculer directement, de la surface vers la profondeur, à la faveur d'une stase urinaire adjuvante? L'hypothèse est peu vraisemblable : immobile, ce bacille semble incapable de refouler de bas en haut le courant uretéral, normal ou même ralenti. Ne cultivant pas dans l'urine, il ne peut guère profiter d'une stase urinaire, même complète et prolongée. L'ascension cavitaire active, spontanée, facile à comprendre quand il s'agit de germes infectieux banals, mobiles, cultivant et pullulant dans l'urine, en nombre infini, avec une extrême rapidité, est certaine. Prouvée par les constatations directes de l'expérimentation, elle joue un rôle important, qu'on a d'ailleurs fort exagéré, dans la pathogénie des néphrites infectieuses. Elle est à peu près inadmissible pour le bacille de Koch : il y a là abus d'assimilation manifeste.

Des partisans même de la théorie ascendante urogène l'ont bien compris, qui proposent aujourd'hui une autre interprétation. Ce serait, non pas par l'intérieur même des voies d'excrétion et dans l'urine qui remplit leurs cavités, mais bien par les parois de ces voies elles-mêmes, que se ferait l'ascension bacillaire. Une lymphangite tuberculeuse ascendante intra-pariétale en serait le moyen, qui propagerait ainsi de proche en proche l'infection vésicale au bassinet et au rein, en suivant l'uretère. Cette lésion hypothétique, très admissible, n'a cependant pas encore été constatée. Si l'observation en fait une réalité, la tuberculose ascendante urogène rentrera dans un processus banal : propagation directe de bas en haut et par continuité, d'une lésion pariétale superficielle ou profonde ; et la théorie, si discutée, de l'ascension n'aura plus raison de subsister.

Prouvée par quelques faits d'observation humains, la tuberculose ascendante urogène, a-t-on dit, est absolument confirmée par l'expérimentation. La même analyse, appliquée à ces expériences, conduit à la même réserve. Les lésions rénales tuberculeuses reproduites si facilement, et si souvent, autrefois, par l'injection uretérale accompagnée de ligature du conduit, sont sans valeur démonstrative. L'adjonction d'un moment expérimental si actif, et qui fait défaut en pathologie humaine, rend caduques d'avance ces expériences forcées : leurs résultats ne peuvent s'appliquer justement à la théorie de la Tuberculose rénale chronique ascendante, chez l'homme.

Tout n'a pas été dit, d'ailleurs, sur les lésions rénales ainsi produites : il s'en faut qu'elles aient été, entre les mains de tous les observateurs, constantes et satisfaisantes. Ce qu'on obtient le plus souvent, huit fois sur dix, d'après mes expériences personnelles, par l'injection bacillaire uretérale avec ligature, c'est une *pyonéphrose tuberculeuse*, un abcès froid du bassinet distendu. Sa paroi est atteinte d'infiltration vitro-caséeuse massive ; les lésions bacillaires du rein lui-même font défaut : son parenchyme ne présente que les altérations mécaniques banales dues à la ligature uretérale. Quand des lésions rénales spécifiques se produisent, ce qui est exceptionnel, elles ne sont pas exactement comparables à celles de la Tuberculose rénale chronique humaine. Dans l'expérience mémorable, si souvent citée, d'Albarran, les lésions rénales étaient essentiellement celles d'une néphrite diffuse rayonnante sans vrais tubercules. Les bacilles de Koch, pullulant en énormes amas, remplissaient les tubes excréteurs largement dilatés. Cette invasion rénale tubulaire s'accompagnait d'une nécrose vitro-caséeuse massive du centre médullaire de l'organe, avec début d'ulcération pyélitique. J'ai fait cette expérience avec Albarran, ami et maître toujours regretté : j'en ai suivi les résultats et examiné histologiquement les pièces. Elle n'a jamais eu, à mon sens, la valeur démonstrative qu'on lui a prêtée, alors et depuis ; et c'est à tort qu'on en ferait l'argument décisif en faveur de la Tuberculose rénale chronique ascendante expérimentale.

Les expériences récentes où la Tuberculose rénale chronique ascendante a été obtenue par injection bacillaire simple sans ligature ont-elles cette valeur de preuve? Il faut l'admettre aujourd'hui, avec quelques réserves encore. L'analyse histologique détaillée des lésions rénales expérimentales ainsi produites nous dira si elles sont identiques, ou du moins assimilables, aux lésions rénales qui caractérisent la Tuberculose rénale chronique spontanée de l'homme ; dans ces cas rares où la pathogénie ascendante peut lui être justement appliquée.

Après cette analyse des faits d'observation et d'expérience, il semble vraiment qu'il reste peu de choses de cette théorie urogène. Il ne serait pas juste, en tout cas, de continuer à opposer, comme on le fait souvent encore, cette doctrine d'exception aux autres théories pathogéniques, dont la portée veut être générale.

II. — Tuberculose hématogène et descendante

Il en va tout autrement de cette théorie : et il faut s'y arrêter longuement. D'une part, en effet, elle prétend expliquer la genèse de tous les tubercules des reins, sous toutes leurs formes, aiguë et chronique ; et elle veut rendre compte encore de toutes les lésions tuberculeuses secondaires répandues en dehors du rein, sur le reste de l'appareil urinaire. D'autre part, elle touche à une question essentielle de Pathologie générale, celle du processus général des infections. Ce problème, d'un haut intérêt, est encore à l'étude.

La théorie est facile à résumer. Le bacille de Koch, circulant dans le sang, arrive au rein par ses vaisseaux artériels, ainsi qu'il est distribué d'ailleurs dans tous les autres organes, qui restent cependant indemnes. Arrêté dans les dernières ramifications capillaires, ou traversant leur paroi endothéliale, il se fixe dans le tissu conjonctif périvasculaire, pour y provoquer cette réaction constante, qui donne naissance successivement, au follicule, à la granulation, enfin au gros tubercule congloméré, élément caractéristique de la Tuberculose rénale chronique ; lésion qui va évoluer vers la caséification, le ramollissement et l'ulcération caverneuse.

Traversant directement le labyrinthe rénal sans s'y arrêter, ou émané du foyer rénal primitif qu'il y a produit, ce bacille, poursuivant sa migration, passe dans l'urine et est éliminé avec elle. Ainsi, tout du long des voies d'excrétion, du calice au méat, il va pouvoir semer, de bas en haut, indifféremment, ou en des points d'élection, les lésions secondaires de la tuberculose urinaire descendante.

Le schéma est simple à tracer, facile à suivre, satisfaisant à première vue. La théorie hématogène et descendante devait donc être généralement adoptée : elle l'a été, et l'est encore.

Cette théorie, cependant, ne va pas sans quelques difficultés. Pourquoi le bacille, circulant dans le sang, épargne-t-il tant d'autres organes ? Pourquoi, ayant choisi le rein, produit-il ici les lésions diffuses de la granulie, là les lésions localisées de la Tuberculose rénale chronique ? Simple question de nombre et de virulence variables, répond-on.

Mais ce bacille, circulant avec le sang, en a-t-on directement constaté la présence avant l'éclosion de la Tuberculose rénale chronique ? Admettons cependant le fait comme établi. Pourquoi ce bacille produit-il presque constamment des lésions rénales unilatérales, un peu plus souvent droites, alors qu'il doit arriver en même nombre et avec une égale facilité aux deux reins ? Pourquoi la première lésion bacillaire se localise-t-elle ici, dans l'écorce, là, dans le centre de l'organe, à l'origine même des voies d'excrétion ?

Toutes ces objections ont été formulées souvent ; et bien des arguments théoriques ont été produits pour les réfuter. Aucune de ces difficultés cependant n'a été levée encore d'une manière satisfaisante ; et les objections tiennent encore, assez troublantes. L'adhésion unanime à cette théorie s'explique mal devant ces particularités des faits. Quiconque a beaucoup vu, un peu retenu, et souvent réfléchi, en matière de Tuberculose rénale chronique, ne peut l'adopter sans réserve, ni la défendre sans un certain embarras.

Si l'on veut aller plus avant vers le fond des choses, on s'aperçoit que la théorie de la Tuberculose rénale chronique *descendante, hématogène* repose en réalité sur deux postulats : la *bacillémie* et la *bacillurie :* deux questions de pathologie générale, encore controversées, et sans solution décisive. Il nous faut donc examiner d'abord ces questions générales, en elles-mêmes, pour fixer l'état actuel de nos connaissances. Nous pourrons chercher ensuite si, et dans quelle mesure, ces processus généraux peuvent s'appliquer justement à la pathogénie de la Tuberculose rénale chronique.

I. — **Bacillémie.** — La bacillémie, ou infection du sang de la circulation générale par le bacille de Koch, est le processus propre à l'infection tuberculeuse générale fébrile, phtisie aiguë, ou granulie ; maladie caractérisée par l'éruption abondante et diffuse de granulations miliaires jeunes dans tous les parenchymes et sur toutes les séreuses :

c'est un fait admis aujourd'hui. La rupture et l'évacuation massive d'un foyer tuberculeux, ganglionnaire ou autre, dans la cavité d'un gros vaisseau, semble la cause prochaine la plus probable de cette infection sanguine suraiguë, hyperthermique, brutale et mortelle.

Au cours de la tuberculose pulmonaire chronique, de la phtisie banale, la bacillémie peut se produire encore sous une forme atténuée, compatible avec la vie. C'est par elle qu'on explique les poussées fébriles aiguës qui viennent interrompre le cours de la maladie chronique, en l'aggravant ; poussées qui correspondent, anatomiquement, à des éruptions miliaires secondaires, au poumon ou ailleurs, véritables granulies locales.

Mais la fréquence de cette bacillémie accidentelle, passagère et relativement bénigne, est très diversement appréciée. Tandis que les chercheurs allemands constatent, dans ces conditions, la présence fréquente et abondante du bacille de Koch dans le sang ; des observateurs français, tout aussi dignes de créance, ne trouvent ces bacilles du sang que dans un petit nombre de cas, et très rares. Souvent même, ils ne peuvent que constater leur absence ; et force leur est bien alors, d'admettre que les poussées granuliques fébriles sont la conséquence d'une infection locale, issue des foyers anciens, et étendue au voisinage par les voies sanguines ou lymphatiques, sans qu'intervienne une infection sanguine générale.

Cependant, d'après les publications les plus récentes, la bacillémie serait un fait fréquent, presque constant, dans toutes les formes de tuberculose. Dans les tuberculoses chroniques même, pulmonaire, viscérale, ganglionnaire, chirurgicale externe, on pourrait, en employant les méthodes techniques convenables, déceler la présence des bacilles de Koch du sang, dans le plus grand nombre des cas : et l'expérimentation confirmerait ces résultats d'observation.

Si la vérité est bien telle, on peut espérer que la bacillémie sera bientôt constatée chez les candidats à la tuberculose, de par leur habitus et leurs antécédents ; chez ces sujets, porteurs sans doute de lésions bacillaires latentes et méconnues, foyers ganglionnaires profonds le plus souvent, et chez lesquels nous voyons apparaître, sournoisement, sans fièvre, et à petit bruit, les premiers symptômes de la Tuberculose rénale chronique. Mais, jusqu'à ce que ces constatations décisives interviennent, nous sommes encore en droit de conclure que la doctrine de la bacillémie s'applique malaisément à la pathogénie de l'infection tuberculeuse chronique locale qui nous occupe. Ce mécanisme pathogénique ne semble pas capable de nous rendre compte de toutes les tuberculoses rénales chroniques, sous toutes leurs formes.

2. — **Bacillurie.** — C'est proprement l'élimination par les urines du bacille de Koch circulant dans le sang : ce processus, lui aussi, prête à des objections. Il est encore discuté, et ne peut être admis, sans réserve, comme moment pathogénique général.

Pour les uns, en effet, le bacille, apporté au rein par ses vaisseaux, avec le sang, peut traverser cet organe, même sain, à l'état d'intégrité complète. Tantôt alors, il reste inoffensif et ne laisse aucune trace de son passage ; tantôt au contraire il devient nocif, et produit dans le parenchyme des lésions diverses, superficielles. Ici, lésions diffuses de néphrite légère, épithéliale ou conjonctive ; là, lésions en foyers, folliculaires, typiques, auxquelles il ne manque que les bacilles pour qu'on les puisse déclarer vraiment tuberculeuses. Et ainsi, le bacille de Koch, après sa migration à travers le filtre rénal, peut être retrouvé dans les urines qui l'éliminent ; urines normales par ailleurs, et sans autre sédiment pathologique : c'est là, proprement, la Bactériurie bacillaire, la vraie Bacillurie.

Pour les autres, et c'est le plus grand nombre des pathologistes, le rein sain ne laisse pas filtrer indifféremment le bacille de Koch. Pour que cet organisme apparaisse dans les urines, il faut que le rein, qui le reçoit du sang, soit lésé antérieurement ou simultanément : lésions superficielles, suffisantes pour les uns, ou lésions profondes, nécessaires pour les autres. Le bacille est donc, alors, accompagné constamment, dans ces urines, toujours albumineuses, par le sédiment pathologique caractéristique des néphrites : épithéliums, hématies et cylindres. Il s'agit donc bien ainsi de néphrite, bacillaire ou non : on n'a plus le droit de parler de Bacillurie vraie.

J'estime qu'on peut aller plus loin encore dans les objections contre la doctrine de la bacillurie.

La bactériurie banale, celle causée par exemple par le coli-bacille ou d'autres microbes pathogènes, est un fait fréquent, facile à observer chez les urinaires, et chez d'autres infectés encore. Sous l'influence d'une rétention urinaire momentanée, ou d'un trouble fortuit des fonctions gastro-intestinales, conditions dans lesquelles une congestion rénale passagère est facile à admettre, on voit l'urine se troubler brusquement ; et prendre un aspect opalescent particulier, dû à des myriades de microorganismes, qui, à eux seuls, constituent tout le sédiment pathologique. La cause supprimée, le trouble bactérien disparaît et tout rentre dans l'ordre ; à moins que l'absence de tout traitement, local et causal, ne laisse la bactériurie s'installer à l'état chronique, et se compliquer d'inflammation suppurative. Dans ces cas typiques de Bactériurie vraie, il s'agit de microorganismes mobiles, vivant, cultivant, et se multipliant rapidement dans les urines. Ces caractères manquent précisément au bacille de Koch : il est immobile et ne cultive pas dans l'urine. Jamais encore on n'a rencontré une urine opalescente troublée par les seuls bacilles de Koch, innombrables, en culture pure, constituant tout le sédiment.

Quand l'examen microscopique décèle la présence du bacille de Koch dans les urines, il y est le plus souvent rare ; et constamment accompagné d'un sédiment pathologique plus ou moins important, toujours assez abondant pour troubler ces urines pâles. Et ce sédiment n'est pas celui des néphrites : il est caractéristique à l'œil nu même : blanc, pulvérulent. Au microscope, il est toujours composé essentiellement de leucocytes, poly et mono-nucléaires, normaux ou altérés, et de grumeaux granuleux amorphes. Les hématies sont rares, les cylindres et les épithéliums manquent ;

et le nombre des bacilles est généralement proportionnel à l'abondance du sédiment ; ou mieux, à celle des grumeaux caséeux. Je doute qu'on ait jamais constaté directement la présence du bacille de Koch dans une urine absolument normale d'aspect, claire et sans aucun sédiment pathologique appréciable, après sédimentation et centrifugation.

Que faut-il conclure de ces constatations de fait? Nécessairement ceci : que le bacille de Koch circulant dans le sang ne traverse pas aisément le rein sain ou superficiellement lésé. Et plus encore : que les bacilles qu'on rencontre dans les urines, constamment accompagnés d'un sédiment pathologique purulent et caséeux caractéristique, proviennent, constamment, de lésions rénales tuberculeuses en fonte caséeuse, dont les produits caducs ont été versés dans les voies d'excrétion. C'est du moins cette conviction que je garde, après avoir, pendant quinze années, recherché méthodiquement le bacille de Koch, dans plus d'un millier d'urines tuberculeuses, ou supposées telles.

S'il en était autrement, si le bacille de Koch traversait aisément le rein sain pour s'éliminer par les urines, pourquoi donc n'observerions-nous pas plus souvent les lésions bacillaires primitives des muqueuses urinaires : au bassinet, le long de l'uretère et dans la vessie? Or, nous le savons avec certitude, les lésions de ces parties, sont, dans presque tous les cas, secondaires, et jeunes : presque constamment elles sont précédées de lésions rénales primitives, anciennes, avancées.

Après cette discussion, on ne peut admettre, sans quelques

réserves, l'intervention habituelle de la bacillurie vraie dans la genèse des lésions descendantes de la tuberculose urinaire chronique, d'origine hématogène.

On reste donc en droit de dire : les deux bases sur quoi s'est édifiée la théorie de la Tuberculose rénale chronique hématogène et descendante, manquent encore de solidité. Bacillémie fréquente et Bacillurie facile ne sont point faits constants, ni certains même, dans les conditions où nous observons. Nous n'avons pas encore le droit d'en faire l'application, comme processus pathologique général, à la genèse de la Tuberculose rénale chronique.

A peine est-il utile en terminant de rappeler les autres objections qui restent dressées contre la théorie hématogène : unilatéralité, prédominance droite et siège initial souvent central des lésions ; ces objections ont été énoncées souvent et jamais bien réfutées. On s'explique mal, après cette analyse critique, que nous persistions à soutenir, comme générale, une théorie pathogénique, si peu solide dans ses principes, et si mal satisfaisante dans ses applications.

Il n'est donc pas surprenant que quelques-uns aient cherché ailleurs : qu'ils aient conçu et formulé une théorie toute différente, plus en rapport avec les faits d'observation.

III. — Théorie lymphogène

C'est celle qui dit : le bacille de Koch n'arrive pas au rein par les vaisseaux sanguins ; il y est apporté par les vaisseaux lymphatiques ; et voici les trois étapes successives de cette invasion : « Tuberculose pulmonaire, adénopathie médiastine, adhérences pleuro-diaphragmatiques ; adénopathie lombaire ; lymphangite rétrograde, des ganglions au rein. » Ce processus pathologique serait capable d'expliquer à la fois l'unilatéralité, plus fréquemment droite, des lésions rénales ; et leur siège, souvent central, particularités dont la théorie hématogène ne peut rendre compte. A l'appui de cette théorie, les faits d'observation sont rares, discutables ; et les preuves expérimentales nulles, jusqu'ici.

Certes, présentée sous cette forme première étroite, et bornée à ce mécanisme pathogénique très particulier, la théorie n'est guère satisfaisante. Elle ne semble pas, plus que les autres, valable pour expliquer la généralité des faits. Elle a plutôt l'allure d'une hypothèse, ingénieuse sans doute, mais applicable seulement à des cas particuliers. Combien souvent, en effet, les lésions pulmonaires, passées ou présentes, point de départ supposé de l'infection lymphatique rétrograde, ne font-elles pas défaut, chez les tuberculeux chroniques du rein ?

Mais est-ce bien là, la forme suffisante et définitive de la théorie lymphogène ? Il est permis d'en douter. Le fait essentiel à la théorie, le vrai moment pathogénique, c'est la tuberculose chronique des ganglions lombo-aortiques, puisque c'est de là que le bacille, par les lymphatiques, arriverait au hile rénal. Or, cette adénopathie lombaire peut relever d'autres causes que d'adhérences pleuro-diaphragmatiques, consécutives à la tuberculose pulmonaire. Toute adénopathie tuberculeuse médiastine, de quelque origine qu'elle soit, peut bien être la source d'une infection lymphatique descendante, qui, directement, se propagerait de haut en bas jusqu'aux ganglions lombaires. On sait combien est fréquente la tuberculose latente des ganglions médiastins. Non seulement elle complique directement la tuberculose des poumons, dès ses débuts ; mais encore elle peut suivre, par propagation continue centripète, les adénopathies cervicales chroniques. Or, ces premières localisations classiques de l'infection bacillaire lymphatique, inoculée aux orifices des voies digestives et respiratoires, sont lésions banales, tant elles sont fréquentes. On peut donc faire, sans invraisemblance, une assez large part aux adénopathies cervico-médiastines, dans l'étiologie de la tuberculose chronique des ganglions lombaires.

Mais ces ganglions lombo-aortiques ne peuvent-ils recevoir le bacille que par cette voie ; ne deviennent-ils donc tuberculeux que par propagation descendante?

Ils reçoivent encore, directement, en même temps que les lymphatiques du rein, ceux de l'appareil génital, ceux des voies urinaires inférieures, ceux du membre inférieur et ceux de la moitié inférieure du tronc. Au-dessus d'eux, et tout près d'eux, sont les ganglions aortiques supérieurs, réceptacles des lymphatiques intestinaux ; ganglions auxquels les unissent ces anastomoses verticales interganglionnaires, qui font continue la chaîne des ganglions vertébraux.

Tout ce territoire des muqueuses uro-génitales et digestives, en continuité avec le tégument externe, offre, au niveau des orifices muco-cutanés particulièrement exposés aux contages, des portes d'entrée faciles à l'infection bacillaire. La fréquence des inoculations tuberculeuses génitales, de l'inoculation digestive primitive surtout, a été soutenue par de très sérieux arguments : beaucoup l'admettent aujourd'hui, et non des moindres. La vaste surface du membre inférieur et de la moitié pelvienne du tronc n'est pas, elle non plus, un siège exceptionnel de lésions bacillaires superficielles, cutanées ou sous-cutanées ; et dans ces régions encore, les tuberculoses profondes, ostéo-articulaires, ne sont pas rares. Et tout cela se résume dans la chaîne ganglionnaire lombo-aortique, qui reçoit les lymphatiques rénaux.

De ces notions anatomiques et cliniques, on peut induire, avec quelque probabilité, que la tuberculose chronique latente des ganglions lombo-aortiques, cause présumée de l'infection du rein dans la théorie lymphogène, ne doit pas être rare ; car elle peut relever de lésions tuberculeuses diverses, multiples et fréquentes. Cette adénopathie tuberculeuse lombo-aortique, il suffira de la rechercher méthodiquement chez tous les tuberculeux du poumon et d'ailleurs, pour constater son existence et apprécier sa fréquence.

Ainsi comprise et élargie, la théorie lymphogène prend une ampleur, qui pourrait lui donner une portée vraiment générale. Elle peut encore invoquer des considérations d'un autre ordre : arguments théoriques tirés de la pathologie générale, et capables de l'étayer assez fortement.

Plus l'étude de la tuberculose bacillaire, envisagée dans la généralité de son processus, se complète et s'approfondit, plus on tend à admettre qu'elle est, essentiellement une infection et une lésion du système lymphatique. C'est par les érosions des réseaux lymphatiques des surfaces cutanées et muqueuses, érosions si minimes parfois qu'elles passent inaperçues, que le bacille de Koch, le plus souvent, pénètre l'organisme humain. C'est par les troncs lymphatiques que l'infection bacillaire se propage et s'étend. C'est au niveau des ganglions, relais d'arrêt, et centres actifs de défense, que se localisent et se manifestent les premiers effets réactionnels de cette infection, les adénopathies tuberculeuses. Quand ces barrières ganglionnaires sont primitivement insuffisantes, ou quand elles sont secondairement forcées : seulement alors, le bacille pénètre secondairement dans la circulation sanguine pour y donner naissance à l'infection tuberculeuse généralisée, avec ses effets divers, et ses localisations secondaires multiples.

Partout, dans le tissu conjonctif superficiel, sous-cutané et sous-muqueux, comme dans les organes profonds, c'est dans les gaines lymphatiques périvasculaires qu'apparaît le follicule tuberculeux initial ; là qu'il se développe d'abord, aux dépens des cellules lymphatiques migratrices arrêtées et accumulées. C'est par les espaces conjonctivo-lymphatiques que l'infection se propage, in situ, dans l'intimité des parenchymes. La part du système lymphatique, dans la genèse, la propagation et la diffusion de la maladie tuberculeuse, apparaît ainsi prépondérante ; tandis que celle du système circulatoire sanguin se restreint d'autant. C'est au point qu'un certain nombre de pathologistes n'invoquent plus la bacillémie que comme un processus d'exception, réservé à des cas bien spécifiés.

La tuberculose étant essentiellement une maladie du système lymphatique, il n'est pas illogique, a priori, de chercher du côté des voies lymphatiques plutôt que du côté des vaisseaux sanguins, l'origine des lésions tuberculeuses viscérales chroniques, comme sont celles du rein.

L'objection qu'on a tirée de la marche anormale, rétrograde, de l'infection bacillaire, allant des ganglions lombaires premiers atteints, au rein atteint second, et contre le sens physiologique du courant lymphatique, est sans consistance. Des faits précis, et nullement exceptionnels, tirés de l'observation des réseaux lymphatiques, superficiels, suffisent à prouver la réalité, et même la fréquence, des lymphangites récurrentes. Quand le ganglion est oblitéré par les lésions réactionnelles de l'infection, le courant de la lymphe, dans le territoire qu'il résume, se ralentit, stagne et devient indifférent. Les larges anastomoses entre les réseaux, propagent ainsi, facilement, l'infection collatérale et rétrograde aux territoires adjacents. Quand il s'agit de l'infiltration tuberculeuse chronique de ganglions qui reçoivent un réseau lymphatique viscéral fermé, comme celui du rein, le ralentissement, la stase, l'arrêt circulatoire d'abord, l'infection pariétale ensuite et l'obstruction tuberculeuse des troncs, doivent se produire avec une particulière facilité. La propagation rétrograde de l'infection, des ganglions lombaires au hile rénal, soit par un simple reflux du contenu infecté des vaisseaux, soit par continuité des lésions de leurs parois, se conçoit donc aisément ; et, contre ce mécanisme, on ne peut guère élever d'objections décisives.

On le voit : ainsi envisagée et étayée d'arguments d'ordre divers, la théorie lymphogène prend un nouvel aspect, plus avantageux. Loin d'être inadmissible a priori, elle apparaît comme satisfaisante pour l'esprit. D'une part, en effet, elle peut rendre compte de certaines particularités des faits, que les autres théories sont incapables d'expliquer ; d'autre part, elle est d'accord avec les notions actuelles de pathologie générale, en matière d'infection tuberculeuse. Mais c'est bien là tout ce qu'on peut dire en sa faveur : faits d'observation nombreux et précis, et surtout preuves expérimentales, lui font encore défaut.

Cependant, devant la déficience des autres théories pathogéniques, nous devons l'envisager impartialement, et la soumettre, par l'observation et l'expérience, au contrôle des faits. Elle mérite, c'est du moins mon opinion personnelle, plus de considération que nous ne lui en avons accordé jusqu'ici. Les recherches poursuivies pour la vérifier nous donneront peut-être la solution du problème pathogénique, qui reste pendant, pour la Tuberculose rénale chronique.

Cet exposé critique justifie amplement, je pense, l'assertion que je posais en débutant et que je répète ici à dessein en forme de conclusion : Nos connaissances sur l'anatomie pathologique et la pathogénie de la Tuberculose rénale chronique sont encore incomplètes, incertaines, provisoires sans doute ; et le sujet, dans toutes ses parties, demande de nouvelles recherches.

DEUXIÈME PARTIE

LES FORMES DE LA TUBERCULOSE RÉNALE CHRONIQUE

Après cette revue de la question, analyse critique que j'ai cherché à faire juste, mais qu'on trouvera peut-être sévère, j'aborde l'exposé de mon observation personnelle sur la Tuberculose rénale chronique. Elle m'a fourni déjà quelques notions que je crois intéressantes. En exposant ici ces premiers résultats de mon travail, je pense faire œuvre utile. La distinction que j'ai cherché à établir entre les lésions diverses qu'on rencontre dans les reins tuberculeux, la classification de ces lésions en plusieurs formes nettement caractérisées, en permettant une nomenclature plus précise, et en facilitant les descriptions, rendra service, peut-être, à ceux qui voudront poursuivre l'étude anatomique et pathogénique de la Tuberculose rénale. Cette question scientifique, je crois l'avoir montré dans les pages qui précèdent, reste encore obscure et confuse, incomplètement résolue, sur bien des points.

Mais, puisqu'il s'agit ici des « Formes » de cette maladie, il n'est pas inutile de préciser, avant d'aller plus loin, ce qu'on doit entendre par « Forme morbide ». Les lois du langage scientifique sont trop souvent méconnues, ou même transgressées, pour qu'on laisse passer l'occasion de chercher à en formuler une.

En matière de Sciences d'observation, le mot « Forme » s'applique à une Entité, spécifiquement définie par un ensemble de caractères propres, fixes et constants. Donc, en bon langage français de nosographie scientifique, le terme de « Forme morbide » doit être réservé à un groupe de faits identiques, naturellement réunis par un ensemble de caractères communs, propres, constants, qui les distinguent des autres. Caractères anatomiques des lésions d'abord, siège initial, aspect à la période d'état, mode d'évolution et de terminaison ; caractères cliniques ensuite, dérivant nécessairement de ces lésions, et les traduisant en symptômes appréciables ; enfin, processus pathogénique propre à ces seuls faits, et qui achève de caractériser la Forme.

Si l'on examine, d'après ces principes, les nombreux qualificatifs proposés jusqu'ici pour distinguer les types si divers sous lesquels se présentent les lésions de la Tuberculose rénale chronique, on conviendra qu'il est peu de ces types qui méritent, à proprement parler, le nom de formes.

De 1890 à 1906, j'ai pu étudier, à la Clinique de l'hôpital Necker, avec l'aide de mon collaborateur et ami M. le docteur Motz, 154 reins, atteints de lésions tuberculeuses chroniques : soit 100 reins provenant d'autopsies et 54 reins fournis par la néphrectomie. Chacun de ces reins a été préparé, disséqué, décrit, dessiné ou schématisé pour l'étude macroscopique des lésions ; coupé, en des points multiples et choisis, pour l'étude histologique. De tous ces matériaux, il nous reste, aujourd'hui, seulement : les notes et les dessins, avec une courte série de coupes histologiques, sélectionnée jadis pour la description et les planches ; et une rédaction, fort avancée, mais inachevée. Ce travail était destiné à faire suite naturelle, dans les *Annales des maladies génito-urinaires*, à la série de trois mémoires que nous avions antérieurement publiés, de 1903 à 1906, sur l'Anatomie pathologique de la Tuberculose urinaire : Urètre antérieur, Urètre postérieur et prostate ; Vessie ; Uretère et bassinet. Des circonstances, plus fortes que notre volonté, nous ont obligés, l'un et l'autre, à quitter successivement le laboratoire, avant que nous ayons pu mener à bonne fin la rédaction de ce mémoire sur la Tuberculose rénale chronique, sujet particulièrement long et difficile à traiter.

A notre départ, nous avons laissé à la Clinique à laquelle ils appartenaient, nos matériaux d'étude, déjà mis en œuvre. Il n'en subsiste rien aujourd'hui, sauf quelques reins tuberculeux anciens du musée. Tout le reste, c'est-à-dire nos reins de néphrectomie, et nos préparations histologiques, a disparu du laboratoire. Il en est de même de la collection d'environ 5,000 préparations histologiques, cataloguées et classées, provenant des Thèses ou Mémoires publiés de 1890 à 1906 par nos collaborateurs et nous, sur divers sujets, concernant l'anatomie pathologique et la bactériologie de l'appareil urinaire : ces matériaux, fonds et preuves d'un labeur de quinze années, n'existent plus à Necker.

Depuis lors, grâce à l'obligeante libéralité de quelques chirurgiens amis, j'ai pu étudier encore, personnellement, 46 reins tuberculeux de néphrectomie : ce qui porte à 200 le nombre de mes pièces. C'est le chiffre, moitié reins d'autopsie, moitié reins de néphrectomie, auquel nous avions primitivement fixé la constitution de notre matériel d'étude anatomique.

Les résultats de ces dernières observations n'ayant fait que confirmer les conclusions des premières, je puis aujourd'hui, avec l'aveu de mon ancien collaborateur, en publier le résumé sommaire.

Après une observation prolongée sur une série un peu importante de pièces, l'œil de l'observateur, peu à peu éduqué, arrive à reconnaître, à travers la diversité des lésions complexes qu'il rencontre dans les reins tuberculeux, des types anatomiques où les lésions se répètent, identiques ou analogues à elles-mêmes, et différentes des autres. C'est ainsi que nous avons été conduits à distinguer, depuis longtemps, deux formes principales de lésions tuberculeuses chroniques du rein, que nous avons nommées : Forme parenchymateuse fermée, et Forme pyélitique ouverte. Cette distinction a été sommairement, mais nettement indiquée déjà, dans l'article Tuberculose du rein, du *Traité d'Histologie pathologique* de Cornil et Ranvier, troisième édition, tome IV, première partie, pages 1368 à 1389 ; article rédigé par moi dès 1907, revu et complété pour l'édition, en 1912, par M. le docteur Courcoux. Je ne fais qu'affirmer, à nouveau, dans le présent travail, l'existence de ces deux formes, auxquelles je conserve leur dénomination primitive. Leur étude anatomique se complète et se précise ici, par la description d'une Forme mixte, et la distinction des cas aberrants.

PREMIÈRE FORME

TUBERCULOSE PARENCHYMATEUSE PRIMITIVEMENT FERMÉE

Elle est caractérisée à la fois par les lésions du rein et par celles des voies d'excrétion.

1. — **Lésions du rein.** — Le siège des lésions initiales est ici le premier caractère essentiel : le tubercule apparaît primitivement dans l'intimité même du parenchyme rénal, plus ou moins loin des voies d'excrétion, et sans communication avec ces voies. Ainsi inclus d'abord dans le tissu rénal, le tubercule se développe, s'accroît, et peut même parcourir toutes les phases de son évolution, jusqu'aux dernières, sans perdre ce caractère de lésion *intraparenchymateuse fermée*.

Avec ce caractère constant, le tubercule inclus peut apparaître dans tous les points de la substance rénale : dans la substance corticale comme dans la médullaire, mais avec

PLANCHE I

LES DEUX FORMES ESSENTIELLES DE LA TUBERCULOSE RÉNALE CHRONIQUE.
TROIS STADES SUCCESSIFS D'ÉVOLUTION.

A (à gauche). — *Forme parenchymateuse primitivement fermée.*

1. Noyaux parenchymateux inclus, dans leurs divers sièges : (Gommes tuberculeuses).
   Noyaux corticaux polaires ; cortical du lobe moyen ; de la zone vasculaire limitante ; de la colonne de Bertin (cortical).
   Voies d'excrétion saines. (Schématique).
2. Les mêmes noyaux, plus développés, à l'état d'abcès froids enkystés, ou de cavernes fermées.
   Rétrécissement ou oblitération des calices correspondants, avec fibro-adipose péricaliçaire sinusale, déjà avancée : exclusions partielles lobaires. Réduction du bassinet. (Schématique).
3. Le Rein kystique caséeux : Exclusion totale, terme d'évolution des lésions parenchymateuses incluses.
   Oblitération totale des voies d'excrétion : calices, bassinet, uretère. Noyau fibro-adipeux sinusal central.

B (à droite). — *Forme pyélitique primitivement ouverte.*

1. Ulcérations tuberculeuses initiales, caliçaires, sinusales, latéro-papillaires, avec intégrité des papilles, dans les lésions les plus jeunes ; ulcération papillaire latérale avec intégrité de la pointe de la papille, au stade suivant. Une cavernule caliculo-papillaire déjà bien développée, entamant déjà largement la pyramide.
   Granulations tuberculeuses discrètes des calices et du bassinet.
2. Cavernules et cavernes pyélitiques, médullaires, dont quelques-unes atteignent déjà l'écorce ; toutes sont largement ouvertes dans le bassinet ; quelques-unes sont cordiformes.
   Tuberculose granuleuse disséminée totale des calices et du bassinet.
   Dilatation déjà notable des voies d'excrétion, tuberculeuses.
   Granulations secondaires jeunes disséminées de l'écorce, en rayons ascendants, correspondant aux colonnes vasculaires interlobaires latéro-pyramidales.
3. Caverne pyélitique typique, totale, en rosette ; le centre correspondant au bassinet, les festons aux cavernes caliçaires pyramidales. Dilatation des cavités ; pyonéphrose tuberculeuse.
   Tuberculose infiltrée et ulcéreuse diffuse du bassinet et de l'uretère.
   Granulations secondaires corticales, multiples, en traînées rayonnantes et en îlots sous-capsulaires.

NOTE. — Les figures A, 3 ; et B, 1, 2, 3, sont, non pas des schémas, mais des diagrammes exacts. Les exemples de ces 4 types de lésions sont fréquents, banals presque.

PLANCHE I

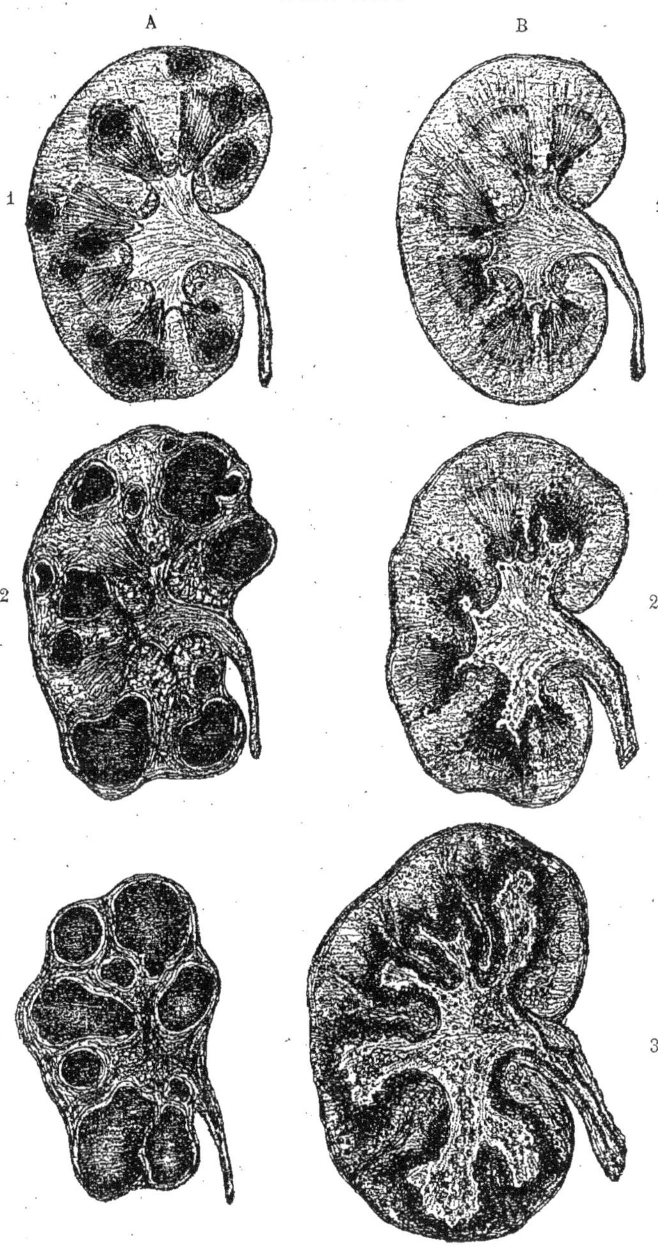

Noël Hallé, del.

Les caractères d'évolution des lésions ne sont pas moins frappants, dans cette forme, que ces premières particularités de siège et de nombre. Le foyer inclus, qu'il soit né d'un tubercule unique ou de la fusion d'un groupe de granulations, se développe sur place ; il s'accroît par envahissement périphérique, progressif et régulier. Au nodule cru du volume d'un pois, succède le noyau volumineux, atteignant les dimensions d'une noisette ou d'une noix, gros foyer qui occupe, détruit et remplace tout un lobule ou tout un lobe rénal. Ce travail d'accroissement, discret et lent, aboutit bientôt à un enkystement relatif. Autour du gros foyer ancien, les éléments figurés du rein, les tubulis, sont repoussés et comprimés ; ils se dévient et s'incurvent pour l'enchâsser. C'est bientôt une véritable capsule fibreuse qui se forme par condensation du tissu conjonctif, pour isoler le tubercule du tissu périphérique : ce sont des foyers *enkystés*.

Ainsi constitués, ces tubercules crus, volumineux, rares, limités, enkystés dans le parenchyme rénal, vers les pôles surtout, véritables gommes tuberculeuses, sont la lésion première, caractéristique, de cette forme de tuberculose chronique.

Puis, la *gomme* crue se caséifie, se ramollit et se désagrège à son centre ; et ainsi se constitue l'*abcès* froid du rein, cavité plus ou moins volumineuse, bordée par une zone épaisse de substance caséeuse, encore cohérente et solide.

Arrivée à ce point, la lésion, poursuivant sa marche naturelle, peut évoluer dans deux sens différents.

Tantôt la quantité de liquide épanché s'accroît, et le volume de l'abcès augmente, par fonte caséeuse et ulcération progressive de ses parois. Ainsi se forme la *caverne* parenchymateuse fermée, souvent volumineuse et tendue, remplie d'un liquide puriforme, blanc, caséeux, grumeleux, non homogène. Tantôt, au contraire, les parties liquides se résorbent, le contenu s'épaissit, se concrète, devient pâteux et presque solide.

A ces deux modes d'évolution, différents, correspondent deux terminaisons, distinctes.

La caverne à contenu fluide continue à s'accroître par distension, tandis que le liquide qui la remplit dépose ses parties solides sur la paroi et s'éclaircit jusqu'à devenir tout à fait transparent : ce sont ces grosses cavernes à contenu clair, jaune citrin, ou opalescent, d'aspect urineux ou séreux, auxquelles on a donné, improprement, le nom d'*Hydronéphrose tuberculeuse*.

La caverne à contenu solide, au contraire, cesse de s'accroître et peut même diminuer de volume. Elle ne contient plus alors qu'une sorte de mastic épais, d'un blanc crayeux mat, ou faiblement teinté en jaune de Naples pâle ; mastic homogène, ou mêlé de concrétions salines crétacées, cristallines ou amorphes ; c'est ce qu'on appelle les *Kystes caséeux* du rein tuberculeux.

Fait important et constant : dans l'une comme dans l'autre évolution, la caverne, que son contenu soit devenu liquide ou solide, reste régulière et de forme généralement arrondie ; à peine sa face interne est-elle soulevée par une ou deux grosses brides mousses, peu saillantes, dessinant une lobulation rudimentaire. Cette paroi interne est lisse, véritable membrane adventice, d'un gris rosé. Sa surface, luisante et comme séreuse, peut être complètement nette et détergée, ou partiellement voilée encore par un exsudat blanc, mou, qui se détache en lambeaux flottants.

Tels sont les caractères essentiels des lésions dans cette forme de Tuberculose rénale chronique : ce ne sont pas les seuls.

En effet, à ces lésions intraparenchymateuses du rein, correspondent des lésions parallèles des *Voies d'excrétion*, lésions constantes et qu'on peut définir d'un mot : *A la destruction du lobe rénal par un tubercule massif devenu caverne fermée, correspond constamment l'oblitération de la voie d'excrétion de ce lobe, l'occlusion du calice qui le résume.* Et ces lésions concomitantes portent non seulement sur le canal excréteur lui-même, mais encore sur les tissus qui l'entourent : sur l'atmosphère conjonctivo-adipeuse du sinus rénal.

Quelle que soit la nature des rapports qui unissent la lésion du lobe à celle de son calice ; et quel que soit le mécanisme qui intervienne pour produire cette dernière, on peut suivre aisément sur une série un peu nombreuse de pièces, les étapes successives du processus sténosant jusqu'à son terme, l'oblitération. Le calibre du calice se réduit graduellement, tandis que sa paroi s'épaissit et se double, par le dehors, d'une couche adventice fibro-adipeuse, de plus en plus épaisse et adhérente. La cavité se réduit à un étroit pertuis, filiforme, difficile à retrouver et à cathétériser avec les plus fins instruments ; puis elle finit par disparaître. Le calice oblitéré est constamment, alors, remplacé par un *nodule de tissu fibro-adipeux* volumineux, dur et dense. Confondu avec le contenu conjonctif général du hile, ce nodule pénètre dans le sinus et s'avance plus ou moins profondément dans la substance rénale, comme pour combler la place des parties disparues. Sur la coupe, ce nodule montre des tractus fibreux, et les cavités béantes des gros vaisseaux rénaux, artères et veines, adhérents, et à parois épaissies.

A ce degré, il n'y a plus de lobe rénal ; la caverne lobaire l'a détruit entièrement ; il n'y a plus de calice, le lobule fibro-adipeux hypertrophique l'a remplacé. C'est cette lésion qu'on appelle : *Exclusion partielle* du rein tuberculeux.

Ce vocable, consacré par l'usage et qu'il faut conserver, n'est cependant pas d'un emploi rigoureusement juste ici. Exclusion, en effet, implique l'idée d'une cavité d'abord ouverte et communiquante, puis secondairement fermée par oblitération de son orifice. Or, dans la forme de Tuberculose rénale chronique qui nous occupe, la caverne parenchymateuse est primitivement fermée, incluse d'emblée et non excluse secondairement.

Comme les lésions qui les précèdent et les produisent, les exclusions partielles siègent surtout vers les extrémités du rein : elles sont le plus souvent uni ou bi-polaires.

L'aspect de l'organe lésé devient alors tout à fait caractéristique. Le rein est déformé ; à l'un de ses pôles, une bosselure arrondie ou plurilobée, fluctuante, limitée par un sillon déprimé plus ou moins net, fait saillie, exagérant parfois l'incurvation de l'axe de l'organe, sa forme de haricot, et creusant d'autant l'excavation du hile. Rénitentes, transparentes, et d'un blanc jaunâtre, ces bosselures tranchent nettement sur le reste de l'organe, qui a gardé sa coloration et sa consistance normales. La déformation générale est vraiment frappante quand la même lésion se répète, identique, aux deux pôles (voir Pl. I. A, 2.)

A la coupe, les lobes polaires disparus sont remplacés en totalité par une ou plusieurs cavités bien limitées, arrondies, régulières, à parois lisses, à contenu liquide ou solide ; cavités simplement contiguës et adossées, ou communiquant entre elles. Le calice correspondant est oblitéré ; il a disparu sans laisser presque de traces, au centre du nodule adipeux qui l'a remplacé. La partie indemne du rein, lobe moyen le plus souvent, est volumineuse, comme hypertrophiée, de consistance et de coloration normales, saillante même un peu entre les deux bosselures polaires. Seule elle se continue dans le sinus par un grand calice perméable, jusqu'au bassinet. Celui-ci, de volume généralement réduit, enserré qu'il est dans la graisse pathologique du sinus, aboutit à un uretère de calibre variable, normal ou rétréci.

Quand les foyers tuberculeux inclus sont plus nombreux, quand ils ont simultanément ou successivement atteint tous les lobes rénaux, c'est l' « *Exclusion totale* » ; summum et résumé des lésions caractéristiques de cette forme.

Alors le rein, dans son ensemble, a parfois diminué de volume, et sa forme extérieure s'est profondément modifiée. Il apparaît comme un système de bosselures agglomérées, arrondies, inégales, plus ou moins saillantes, nettement séparées par des sillons bien marqués. L'organe a pris l'aspect général, et souvent même, la figure exacte du « Rein lobé fœtal ».

A la coupe, l'aspect est typique. Au centre, remplissant tout le sinus, c'est un noyau fibro-adipeux dense, lobulé, traversé de brides fibreuses irrégulières, vestiges des voies d'excrétion, et des gros vaisseaux, également oblitérés. Autour de ce noyau central plein se groupent assez régulièrement 6, 8, 10 ou 12 cavités fermées, remplies d'un mastic caséeux épais, consistant, blanc mat ou jaunâtre ; cavités arrondies, régulières, dont les parois apparaissent lisses après détersion de leur contenu ; cavités séparées seulement par des éperons épais, et des cloisons minces de tissu fibreux: rien ne subsiste du parenchyme rénal normal.

Dans ces cas, l'uretère est constamment oblitéré, souvent dans tout son parcours, parfois seulement dans ses parties supérieures. Il est transformé en un cordon fibreux plein, gros ou mince, parfois même filiforme, qui se perd en haut parmi la graisse et les tractus fibreux du sinus. Il n'y a plus de rein, plus de voies d'excrétion, plus de vaisseaux rénaux : ce sont ces reins-là qu'on peut enlever presque sans ligatures. Cette Exclusion totale du rein tuberculeux est le terme d'évolution naturel de la Tuberculose rénale chronique,

PLANCHE II

TUBERCULOSE PARENCHYMATEUSE PRIMITIVEMENT FERMÉE.

(Forme I)

Les deux stades extrêmes, initial et terminal des lésions.

1. — *Phase initiale.*

Deux gros noyaux tuberculeux crus, massifs (tuberculose infiltrée) de l'écorce, sous-capsulaires ; un polaire supérieur, un lobaire moyen, tous deux de forme vaguement pyramidale à base superficielle.

Quelques granulations corticales sous-capsulaires, disséminées.

(Ch. Réd..., 40 ans. Collection de M. le professeur Letulle. Chromo-photographie, n° 1556. Autopsie).

2. — *Phase terminale.*

Le Rein kystique caséeux :. Exclusion totale.

Gros noyau fibro-adipeux central hypertrophique plein.

Cavernes périphériques à parois minces, lisses, à contenu caséeux blanc épais, ou mastic solide.

(BER. Série Necker, n° 540. Autopsie).

PLANCHE II

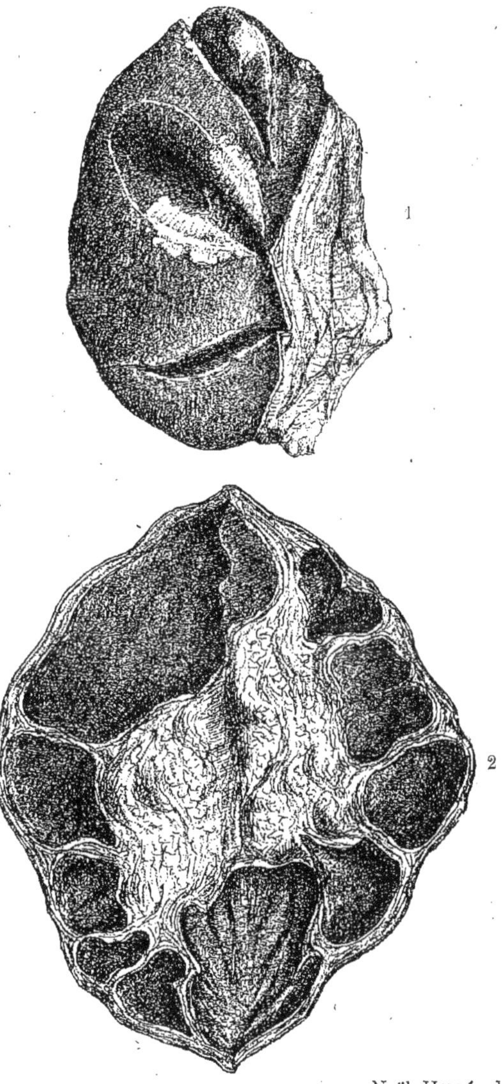

Noël Hallé, del.

dans sa Forme parenchymateuse primitivement fermée, pure, quand les lésions sont totales.

Cette lésion remarquable, découverte et décrite plusieurs fois, n'est pas rare parmi les pièces d'autopsie. On l'a appelée successivement : transformation kystique caséeuse, totale ou massive, du rein tuberculeux ; et rein kystique caséeux. Le terme massif est à éviter, car il est employé fréquemment avec une autre acception, pour désigner une forme histologique, la tuberculose infiltrée. De toutes ces dénominations, c'est celle d'*Exclusion totale* la plus usitée aujourd'hui, qui convient le mieux, sous la réserve faite plus haut, quant à sa signification pathogénique. Elle a au moins cet avantage d'indiquer implicitement cette lésion constante, l'oblitération des voies d'excrétion, qui est bien le trait caractéristique de la forme anatomique. L'exclusion totale est encore la lésion qui correspond au terme clinique parfois employé d' « Autonéphrectomie spontanée du rein tuberculeux ».

Les choses peuvent aller plus loin encore. L'atrophie rénale, déjà évidente en cet état, peut atteindre, exceptionnellement, un degré extrême. Dans des cas très anciens, cas dont la durée sans doute se chiffre par des années, le rein kystique caséeux exclus peut se réduire au volume d'une mandarine ou même d'une grosse noix, petite masse enfouie et comme perdue au centre de l'atmosphère cellulo-adipeuse épaissie à laquelle elle adhère. Les bosselures de surface s'affaissent et se froncent, tandis que le contenu de la cavité se résorbe, en se solidifiant. A la coupe, le rein n'est plus qu'une sorte de moignon fibreux irrégulier, ratatiné, dans lequel se distinguent encore, creusées autour d'un centre fibro-adipeux plein, quelques géodes à parois lisses ou plissées, remplies d'un contenu solide, crétacé souvent (voir Pl. X, fig. G, 1, 2, 3, 4). Parvenu à ce terme ultime de rétraction atrophique, ce rein, ou plutôt ce vestige de rein, est presque méconnaissable : il a pu échapper même aux recherches opératoires. Celui qui n'a pas observé, sur les pièces d'autopsie, les degrés successifs de lésions qui, par l'étape classique de l'exclusion totale, conduisent le rein tuberculeux à ce dernier période atrophique, est incapable de reconnaître la nature de la maladie primitive, qui a détruit l'organe.

Ces lésions extrêmes ne sont pas réservées à l'exclusion totale ; on les retrouve dans l'exclusion partielle. Là encore, le processus destructif peut aboutir à l'atrophie rétractile. A la place de la grosse bosselure polaire, arrondie et saillante, qui marque la caverne fermée, c'est une sorte de petit lobule irrégulier, affaissé, déprimé même, qu'on rencontre. A la coupe, plus de traces du lobe ni de son canal excréteur : une petite cavité festonnée, presque oblitérée par le froncement de ses parois fibreuses, est la seule trace de la lésion tuberculeuse première. Le rein est ainsi vraiment amputé d'un de ses pôles, ou des deux. Entièrement détruits par la tuberculose fermée caverneuse, les lobes extrêmes n'ont laissé que des moignons. Ce qui reste du rein n'est plus qu'une masse globuleuse ; l'aspect réniforme normal a disparu par la suppression des deux pôles. Ces autonéphrectomies polaires sont le terme dernier des exclusions partielles (voir Pl. X, fig. A et B).

DEUXIÈME FORME

TUBERCULOSE PYÉLITIQUE PRIMITIVEMENT OUVERTE

Ici encore, c'est le siège initial de la lésion qui apparaît comme le premier caractère distinctif de la forme. Le tubercule primitif n'est plus *intra-rénal*, parenchymateux ; il est *extra-rénal*, hilaire, ou mieux *sinusal*, pourrait-on dire. Il siège, en effet, dans le sinus du rein, à l'origine des voies d'excrétion, sur le calice, à son insertion.

La dissection attentive et, mieux encore, l'étude de coupes histologiques orientées suivant l'axe du calice et de la papille, coupes topographiques grossières qu'il faut étudier au faible grossissement de cinq à dix diamètres, à la loupe, ou à l'œil nu même, coupes portant sur des lésions tout à fait jeunes, permettent de préciser nettement leur siège initial. C'est dans la paroi du calice, au niveau de son insertion à la papille, dans son cul-de-sac de réflexion, *sinus papillo-caliculaire*, qu'apparaissent les premiers tubercules : ce n'est pas la papille elle-même qui est la première lésée.

Ce fait ressort avec évidence d'une série importante de coupes portant sur des papilles différentes, dans nombre de cas de tuberculose pyélitique, au stade de début. Dans ces conditions d'observation, on ne voit jamais la tuberculose de la pointe de la papille exister seule, sans lésions concomitantes du calice : tandis qu'on voit souvent le calice seul tuberculeux, alors que la papille est restée saine. Quand les deux lésions coexistent, constamment alors, celles du sinus, péripapillaires, sont plus profondes et plus avancées ; celles de la papille, plus superficielles et plus récentes. La lésion primitive est donc bien une tuberculose folliculaire, discrète d'abord, confluente ensuite, siégeant dans l'épaisseur même de la paroi du calice, à son origine ; ainsi que dans la couche sous-jacente du tissu conjonctif sinusal qui l'entoure.

Les dénominations de « Tuberculose papillaire primitive » et d' « Ulcération tuberculeuse de la pointe des papilles », par lesquelles on désigne souvent le début de cette forme, sont donc anatomiquement inexactes, dans la plupart des cas. C'est là une erreur d'observation qu'il importait de relever d'abord, car elle est grosse de conséquences théoriques.

Même plus tard, alors qu'à l'infiltration tuberculeuse initiale a succédé l'ulcération, ce siège des lésions primitives est encore facile à reconnaître ; on le met en évidence par les mêmes moyens techniques. Après détersion des exsudats caséeux qui remplissent le calice et voilent la pointe de la papille, la coupe papillo-caliculaire axile juste, montre ceci : deux ulcérations latéro-papillaires, plus ou moins profondes, à fond caséeux, entre lesquelles la papille, parfois déformée et aplatie, mais encore indemne, et non tuberculeuse, fait une saillie caractéristique : elle tranche, par son aspect lisse et sa coloration gris rosé, luisante, sur les

PLANCHE III

TUBERCULOSE PYÉLITIQUE PRIMITIVEMENT OUVERTE.
(Forme II)

Début, extension, progression des lésions, de l'ulcération sinusale à la caverne médullaire. (Pièces de Néphrectomie.)

1. Tuberculose folliculaire confluente du sinus papillo-caliculaire et du calice. Gross. 18 Diam.

   Intégrité de la papille.

   Nombreux follicules typiques à cellules géantes ; ulcération caséeuse de la surface.

   Rapports vasculaires de la profondeur ; les vaisseaux interlobaires, encore intacts, sont en contact avec l'infiltration tuberculeuse du calice et du sinus.

   (Friedm. Série Necker, n° 23, 1906).

2. Tuberculose infiltrée, massive, caséeuse de tout le calice et des deux sinus, péripapillaire circulaire. Début d'envahissement bilatéral de la papille. Gross. 3 1/2 D.

   A gauche, colonne tuberculeuse ascendante, nodulaire, confluente, de la zone vasculaire interlobaire, latéro-pyramidale.

   (X. Série Boucicaut, n° 793, 1913 : Dr Michon).

3. Détail d'une colonne tuberculeuse ascendante, périvasculaire lymphatique, interlobaire latéro-pyramidale. Gross. 18 D.

   En haut, à gauche, pyramide presque saine, à peine envahie sur son bord par l'infiltration embryonnaire.

   En bas, à gauche, le sinus caliçaire, caséeux, ulcéré.

   A droite, la colonne de Bertin, déjà envahie : les follicules de droite sont déjà labyrinthiques, interglomérulaires.

   Au centre, se rétrécissant de bas en haut, colonne de follicules tuberculeux typiques, à cellules géantes nombreuses, déjà agminés et confluents ; en contact immédiat avec les parois des artérioles interlobaires.

   (AX. Série Necker, n° 10, 1905).

4. Caverne médullaire complète, atteignant le niveau de la voûte vasculaire, la zone intermédiaire. Gross. 7 D.

   Infiltration caséeuse, profonde, nécrotique, de la paroi caverneuse, épaisse et stratifiée ; en dehors, quelques follicules peu distincts et zone externe limitante d'infiltration embryonnaire confluente.

   Sclérose corticale sus-caverneuse, avec dilatation tubulaire et glomérulaire déjà marquée.

   (X. Série Boucicaut, n° 794, 1913 : Dr Michon).

NOTA. — Il s'agit ici (4) d'une caverne médullaire composée, ou bilobaire. Elle est due à la confluence de deux ulcérations, sinusales, latéro-pyramidales, unilatérales, développées en regard, dans deux calices contigus. C'est la colonne de Bertin, partiellement détruite et refoulée, qui forme ici le fond de la caverne, et non la pyramide, comme dans la caverne médullaire simple unilobaire.

Les deux pyramides sont refoulées de part et d'autre de la caverne, très distinctement.

Cet exemple, d'une lésion plus rare, a été choisi pour le dessin, de préférence à des cavernes simples unilobaires, banales.

En se reportant à la figure 2, de la même planche, qui montre, à gauche, deux parois caliçaires caséeuses, contiguës et adossées, on saisit bien le mode de formation de la caverne bilobaire.

PLANCHE III

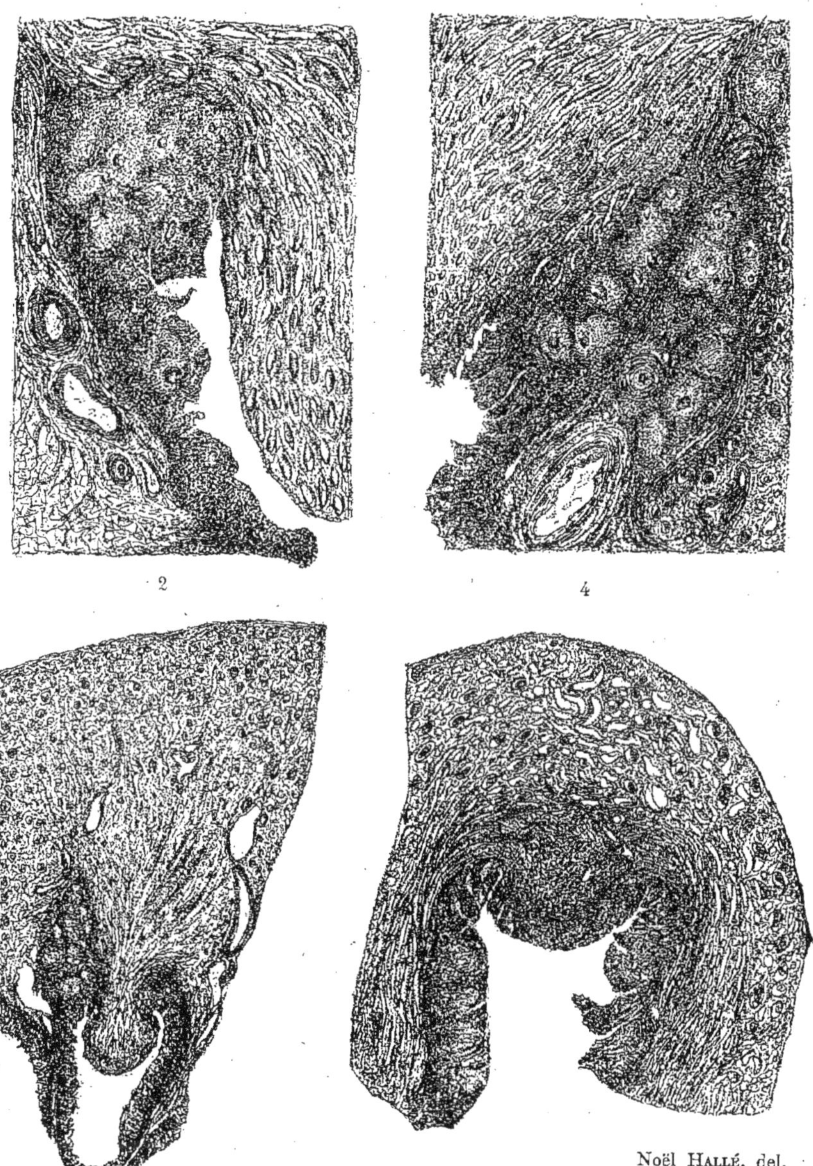

Noël Hallé, del.

deux dépressions à fond blanc jaunâtre, mat, qui la bordent et l'encadrent.

Quand les lésions sont plus avancées, cette topographie du début s'efface : la papille, attaquée par tout son pourtour, s'infiltre à son tour, s'ulcère, et se détruit elle aussi. Calice, sinus et papille disparaissent, en laissant à leur place une perte de substance qui est la *cavernule papillo-caliculaire ;* c'est la lésion jeune, caractéristique de cette forme de Tuberculose rénale chronique. Irrégulièrement arrondie, ou ovalaire, cette petite caverne présente parfois un aspec cordiforme : la pointe de la pyramide de Malpighi, moins atteinte, fait encore, à son fond, une saillie appréciable, entre les deux ulcérations latérales, larges et profondes ; et l'orifice de communication avec le bassinet, où les lésions sont encore moindres, semble relativement étroit.

Ces lésions de la tuberculose pyélitique se répartissent à peu près indifféremment entre toutes les papilles de l'organe, sans préférence bien marquée pour un lobe plutôt que pour un autre. Comme elles diffèrent par le siège, des lésions initiales de la tuberculose parenchymateuse, elles en diffèrent aussi par le nombre : ce sont le plus souvent des lésions *multiples.* Presque toutes les papilles sont atteintes successivement, sans ordre apparent ; et les lésions les plus avancées se rencontrent aussi bien au lobe moyen qu'aux lobes extrêmes, vers les pôles.

Ces lésions multiples sont aussi, constamment, des lésions *ouvertes.* Toutes les cavernules pyélitiques, dès leur apparition, communiquent largement avec les voies d'excrétion. La dénomination « pyélitique », justifiée déjà par ce fait, l'est encore mieux par les lésions concomitantes des voies d'excrétion ; car elles sont ici constantes, et toujours de même type. Tandis que l'ulcération caverneuse, née du calice, ronge la substance médullaire du rein, l'infiltration tuberculeuse s'étend progressivement au calice et gagne le bassinet. Les muqueuses de ces cavités sont donc, généralement, dès cette période, parsemées, sur tout ou partie de leur étendue, de granulations discrètes ; bientôt elles seront détruites par l'ulcération caséeuse, terme d'une infiltration confluente.

Cependant l'ulcération, caliçaire et papillaire, s'approfondit en s'avançant dans la substance rénale. La cavernule s'accroît par fonte progressive de sa paroi ; une partie notable de la médullaire a disparu : la caverne caliçaire est devenue franchement caverne *médullaire.* C'est la période d'état des lésions ; elles se présentent alors avec des caractères propres, frappants, quand ils sont au complet, et faciles à décrire (voir Pl. I, en B).

La *caverne pyélitique*, *médullaire* ou *centrale*, est toujours irrégulière de forme. Plus longue que large, elle figure un ovale dont le grand axe est dirigé suivant un rayon, du sinus à la capsule ; son fond est parfois un peu plus large que son orifice, le calice ; elle prend alors une forme vaguement ampullaire. Ces cavernes médullaires peuvent être distinguées en cavernes simples ou lobaires, et en cavernes composées ou bilobaires. Les premières correspondent à la tuberculose ulcéreuse d'un seul calice. Les secondes résultent de la fusion de deux ulcérations latéro-papillaires contiguës attaquant deux calices voisins. Le seul examen macroscopique, et mieux l'étude histologique des coupes, distinguent aisément entre ces deux variétés de cavernes pyélitiques.

Leur contour se dessine, constamment, par une ligne irrégulièrement sinueuse, parfois nettement polycyclique. La cavité est limitée par une bordure dentelée, découpée, élégamment festonnée, où des dépressions anfractueuses plus ou moins profondes alternent avec des saillies irrégulières. Cette bordure est épaisse et, à l'œil nu même, stratifiée. Le feston caséeux interne est doublé d'une couche externe, sinueuse aussi, mais moins nettement ; couche d'un gris rosé qui se continue sans ligne de démarcation bien tracée avec le tissu rénal périphérique, qu'elle pénètre. La paroi de la caverne, épaisse, est donc aussi active, à l'état d'infiltration tuberculeuse progressive. Ces particularités d'aspect, très nettes sur les coupes, sont caractéristiques de la caverne pyélitique.

Sa face interne est revêtue d'un exsudat mou, blanc jaunâtre, en voie de désagrégation, dont des parties caduques, sous forme de grumeaux et lambeaux irréguliers, sont presque détachées et prêtes à tomber dans la cavité : c'est l'aspect de surface qu'on dit « tomenteux ».

Souvent vide à l'autopsie, la caverne pyélitique, dans les reins enlevés sur le vivant après ligature uretérale, est remplie par un liquide trouble, blanchâtre ou rougeâtre, généralement peu épais, d'aspect franchement puriforme, ou uro-purulent, tenant en suspension de nombreuses particules caséeuses. Ce contenu de la caverne ne se distingue pas du contenu du bassinet, identique, avec lequel il se mêle.

Quand tous les calices et toutes les papilles d'un rein ont été ainsi détruits et remplacés par des cavernes, l'aspect de l'organe est tout à fait typique ; il lui a valu le nom de tuberculose ulcéro-caverneuse : c'est la lésion constante de la forme pyélitique, à un degré avancé.

Au milieu de l'organe, remplissant le sinus, le bassinet tuberculeux, dont la paroi épaissie et adhérente est infiltrée ou ulcérée, forme une cavité, véritable *caverne pyélitique centrale*, dans laquelle s'ouvrent et se déversent toutes les cavernes *médullaires périphériques :* elles s'y abouchent, par des canaux larges et courts, représentant les calices, grands et petits, tuberculeux eux aussi, épaissis, dilatés et ulcérés.

Irrégulières de forme, les cavernes médullaires sont encore inégales de volume : elles pénètrent plus ou moins la substance rénale en la détruisant. Les unes atteignent, sans les dépasser, les limites de la médullaire et s'arrêtent au niveau de la voûte vasculaire ; les autres empiètent déjà sur la corticale et s'avancent jusqu'au voisinage de la capsule.

Entre ces cavernes, les séparant les unes des autres, et au-dessus d'elles, doublant leur fond, persistent des bandes plus ou moins épaisses de substance rénale conservée, mais toujours altérée. Tantôt consistant, et d'une coloration gris brun ou rosée, ce tissu est parfois mou, décoloré, irrégulièrement marbré de taches pigmentaires ou pâles,

PLANCHE IV

TUBERCULOSE PYÉLITIQUE PRIMITIVEMENT OUVERTE.

(Forme II)

Les deux stades extrêmes des lésions.

I. — *Phase initiale.*

Tuberculose pyélitique disséminée, à divers degrés d'évolution. Au lobe supérieur, une caverne médullaire, ovalaire, cordiforme, à parois caséeuses épaisses, festonnées, ayant détruit toute la pyramide correspondant au calice supérieur, et entamé déjà la corticale : granulations secondaires jeunes de l'écorce, dans ce lobe.

Ulcérations, sinusales, cavernules latéro-papillaires uni ou bilatérales, à divers degrés de développement, dans les lobes moyen et inférieur ; quelques papilles encore saines au milieu de l'ulcération sinusale.

Début de tuberculose granuleuse discrète du bassinet.

(Série Saint-Michel, n° 252. Autopsie, Nov. 1913).

II. — *Phase terminale.*

Tuberculose pyélitique totale ulcéro-caverneuse : ou pyonéphrose tuberculeuse : terme ultime de la forme pyélitique ouverte.

Une caverne pyélitique unique, en rosette : formée au centre par le bassinet largement dilaté, infiltré, ulcéré, tomenteux, caséeux ; à la périphérie par des cavernes médullaires, correspondant aux calices et aux pyramides.

Toutes sont limitées par des parois épaisses, caséeuses, festonnées ; toutes s'ouvrent largement dans la caverne pyélitique centrale.

La destruction du rein est complète : c'est une poche fibreuse, épaisse, scléreuse, avec périnéphrite fibro-adipeuse. Les cloisons fibreuses intercaverneuses, en éperons épais ou minces, montrent les coupes des vaisseaux sclérosés, entourés d'un peu de tissu fibro-adipeux, et de faisceaux musculaires hypertrophiées.

(M. DUT. Série Necker. Autopsie, 26 mars 1906).

PLANCHE IV

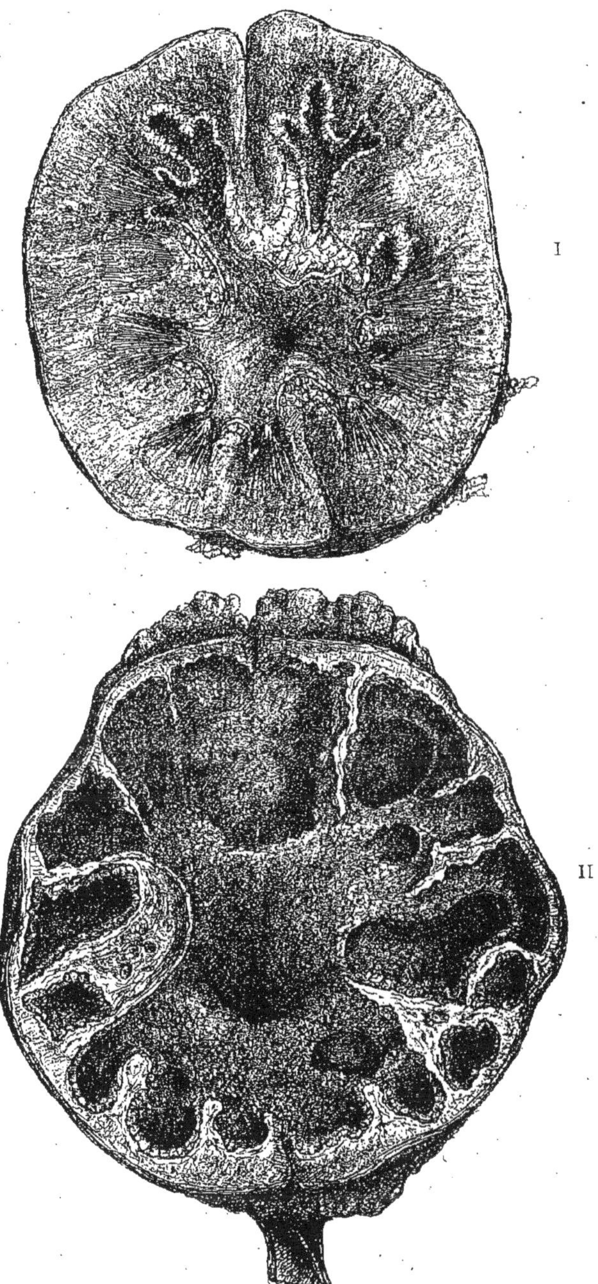

Noël HALLÉ, del.

de points blancs ou jaunes, disséminés, ou agminés en stries et en îlots, qui montent jusqu'à la surface. Les lésions du parenchyme conservé sont donc ici fréquentes et diffuses.

Le terme de cette tuberculose pyélitique ou ulcéro-caverneuse totale est le suivant. Le rein, généralement augmenté de volume, a perdu sa forme de haricot : il est arrondi et globuleux. On ne voit point à sa surface de bosselures saillantes ni transparentes : son contour se dessine par une ligne légèrement sinueuse, où des dépressions molles et peu marquées, correspondant aux cavernes vidées, alternent avec des saillies à peine indiquées, qui répondent aux parties de substance rénale intercavitaires conservées. La capsule est épaissie, et doublée par des placards de tissu fibro-adipeux, et des adhérences en brides, lésions de périnéphrite presque constantes. Cette capsule laisse transparaître, çà et là, les îlots rouges ecchymotiques, ou les îlots blanc jaunâtre de granulations agminées, qui témoignent des lésions diffuses secondaires du parenchyme.

Sur la coupe frontale classique, menée parallèlement à l'axe, du bord convexe au bord concave, le rein, entièrement détruit, est remplacé par un système de cavernes, inégales de volume, et irrégulières de forme, mais ordonnées cependant suivant un plan constant. Il n'y a là en réalité qu'une cavité unique, en forme de rosette, dont les voies d'excrétion dilatées font le centre, et dont les cavernes périphériques, creusées dans le rein, dessinent les festons. Ces cavernes secondaires sont largement ouvertes dans la cavité centrale qui les reçoit et les résume ; elles communiquent toutes entre elles par l'intermédiaire de cette cavité. Elles ne sont plus séparées les unes des autres que par des cloisons coniques épaisses et courtes. Ces cloisons ont leur base à la capsule ; et, dans cette base large, elles contiennent encore une certaine proportion de parenchyme rénal. Leur sommet, dirigé vers le hile, n'est plus formé que par deux couches caséeuses adossées ; couches séparées par une simple bande fibreuse, où se distinguent les coupes béantes des gros vaisseaux interlobaires épaissis et adhérents, entourés de faisceaux musculaires lisses hypertrophiés.

Au bassinet, caverne pyélitique centrale, fait suite un uretère dur, volumineux, souvent gros comme le doigt, rectiligne ou noueux. Ce conduit, dont la paroi très épaisse, doublée de périuretérite externe, et pénétrée dans toute son épaisseur par l'infiltration tuberculeuse, est largement ulcérée, présente une cavité soit dilatée, soit de volume normal, soit rétrécie par des amas caséeux adhérents ; ou des fongosités. C'est à cette lésion ultime de la tuberculose pyélitique primitivement ouverte, ulcéro-caséeuse, quand elle est totale, qu'on peut appliquer seulement avec justesse le nom de *Pyonéphrose* ou *Pyélonéphrose* tuberculeuse ; surtout quand un obstacle inférieur, uretéral ou vésical, est venu ajouter les effets de la distension et de la rétention, à ceux de l'ulcération cavitaire.

***

De ces deux descriptions, conduites sur le même plan, se dégage naturellement le parallèle qui suit.

Dans la première forme, les lésions tuberculeuses, intrarénales, incluses et primitivement fermées, sont peu nombreuses, lobaires, polaires surtout. Circonscrites et enkystées, évoluant sur place, sans essaimer en lésions tuberculeuses secondaires ; accompagnées toujours de lésions parallèles sténosantes, puis oblitérantes, des voies d'excrétion, elles aboutissent à l'exclusion partielle ou totale du rein tuberculeux. Aussi bien dans le rein lui-même que dans les voies d'excrétion, les lésions, dans cette forme, manifestent constamment, aux périodes avancées de la maladie, une tendance à l'enkystement fibreux, à l'oblitération rétractile et à la cicatrisation. Tels sont les caractères essentiels de cette Forme : « *Tuberculose parenchymateuse primitivement fermée* ».

Dans la seconde forme, les lésions, d'abord extrarénales et caliçaires, primitivement ouvertes, envahissent secondairement le rein qu'elles détruisent par une ulcération progressive, à marche centrifuge, qui aboutit à la formation de la caverne pyélitique. Elles s'accompagnent à la fois de lésions tuberculeuses et infectieuses du tissu rénal, disséminées à leur pourtour ; et de lésions de même nature des voies d'excrétion. Celles-ci, atteintes simultanément de tuberculose infiltrée, puis ulcéreuse, restent perméables, plus souvent dilatées que rétrécies. Le terme des lésions rénales et pyélitiques associées est ici la Pyonéphrose tuberculeuse. Dans cette forme, aux périodes successives de leur évolution, et parfois jusqu'à leur terme, les lésions gardent le caractère de néoformation tuberculeuse active, envahissante, ulcéreuse, progressivement destructive ; elles ne manifestent que peu de tendance à l'enkystement et à la cicatrisation. C'est le vrai caractère de cette seconde Forme : « *Tuberculose pyélitique primitivement ouverte.* »

Ce parallèle, établi uniquement d'après les caractères macroscopiques des lésions, pourrait se poursuivre encore, d'après leurs caractères microscopiques. En effet, des différences notables séparent les deux formes, tant au point de vue de la structure histologique qu'au point de vue de la teneur microbienne. Je me borne à indiquer ici les principales, d'après des observations encore insuffisantes pour permettre une description complète.

Dans la première, forme parenchymateuse, les lésions histologiques, typiques au début, deviennent assez rapidement frustes ; et dans les cas avancés, les formations tuberculeuses se raréfient jusqu'à disparaître, étouffées par la sclérose périphérique. Dans le tissu rénal conservé, autour des cavernes fermées, ce sont surtout des lésions segmentaires banales qu'on observe : lésions, dont la pathogénie reste discutable, mais dont le terme est l'oblitération labyrinthique par sclérose.

Constants dans les tubercules crus et caséeux du début, abondants encore dans les cavernes jeunes, les bacilles deviennent plus rares aux stades avancés de la maladie. On les rencontre généralement seuls, à l'état de pureté, sans mélange de microbes d'infection secondaire, pendant toute la durée de l'évolution. Dans les lésions ultimes, ils sont très peu nombreux, difficiles à déceler, inconstants même ;

car, dans nombre de cas, l'examen microscopique direct ne peut que constater leur absence, dans le liquide clair ou le mastic solide qui remplit les cavernes atrophiques.

Dans la deuxième, forme pyélitique, les lésions gardent longtemps au contraire leur caractère typique ; et souvent même jusqu'à la fin. Ici on trouve, délimitant les cavernes, une couche d'infiltration tuberculeuse caséeuse et nécrosée en dedans, riche en follicules typiques en dehors : c'est plus une zone d'investissement qu'une barrière. L'évolution est continue, l'ulcération progressive ; les lésions sont restées tuberculeuses et actives. Ces lésions principales se compliquent ici, presque constamment, de lésions de voisinage, diffuses, étendues aux parties d'abord respectées du parenchyme : les unes tuberculeuses et nodulaires, les autres infectieuses banales, suppuratives même, plus destructives que sclérosantes.

Au bacille de Koch, seul agent pathogène présent dans les lésions caliçaires ulcéreuses initiales, et dans les cavernes médullaires jeunes, s'adjoignent souvent, dans cette forme, à ses stades avancés, les microbes des infections secondaires pyogènes banales : leur action contribue, sans doute, à hâter la destruction ulcéreuse du rein tuberculeux.

TROISIÈME FORME

FORME MIXTE : LÉSIONS PARENCHYMATEUSES ET PYÉLITIQUES COMBINÉES

Les deux formes de la Tuberculose rénale chronique, ainsi caractérisées par des lésions typiques, ne se rencontrent pas très fréquemment, à l'état pur, et sans mélange, dans les conditions actuelles de notre observation : ce sont des formes relativement rares ; leur fréquence relative est d'ailleurs inégale.

Le rein atteint de tuberculose parenchymateuse primitivement fermée pure, que les lésions soient à leur début, à leur période d'état ou même à leur stade terminal, est rarement reconnu et enlevé par le chirurgien. Le tubercule cru inclus, l'abcès enkysté fermé, l'exclusion partielle ou totale, hydronéphrose tuberculeuse ou rein kystique caséeux, sont donc surtout des trouvailles d'autopsie.

Au contraire, la tuberculose pyélitique, primitivement ouverte, n'échappe guère à l'observation du chirurgien néphrectomiste ; il la diagnostique aisément, et avec certitude, à sa période initiale, comme à sa période d'état. Sa forme dernière d'évolution, cependant, la vraie pyonéphrose tuberculeuse, est devenue aujourd'hui exceptionnelle. C'est plutôt, maintenant, elle aussi, une lésion d'autopsie ; car l'opération, le plus souvent, est intervenue avant ce terme. Ce sont donc surtout les pièces cadavériques qu'il faut étudier, pour apprendre à connaître et à discerner les deux formes pures de la Tuberculose rénale chronique. Ces assertions liminaires seront expliquées et justifiées plus loin.

En fait, ce qu'on rencontre journellement dans les reins de néphrectomie, ce sont des lésions tuberculeuses multiples, diverses, différentes à la fois par leur siège, leur forme et leur âge ; lésions associées et combinées en des

PLANCHE V

TUBERCULOSE RÉNALE A LÉSIONS MIXTES.

(Forme III)

A (à gauche). — *Forme mixte simple. Lésions associées, distinctes.*

1. Tuberculose parenchymateuse fermée du pôle supérieur : deux cavernes incluses.

Tuberculose pyélitique ouverte, aux lobes moyen et inférieur : ulcérations sinusales et cavernules papillo-caliculaires ouvertes, uni ou bilatérales.

Granulations discrètes de la muqueuse du bassinet.

(Série Saint-Michel, n° 272 ; X. Néphrectomie du 20 décembre 1913, Cochin, Dr Michon).

2. Tuberculose parenchymateuse fermée bipolaire : exclusion polaire supérieure incomplète, avec fibro-adipose sinusale.

Tuberculose pyélitique ouverte du lobe moyen, ulcéro-caverneuse.

Tuberculose granuleuse et ulcéreuse du bassinet.

(X. Série Saint-Michel, n° 235, 1913).

3. Tuberculose parenchymateuse fermée de la moitié supérieure, avec exclusion complète, fibro-adipose sinusale et oblitération du grand calice supérieur.

Tuberculose pyélitique ouverte des lobes moyen et inférieur.

Granulations secondaires jeunes de la muqueuse du bassinet ; et de l'écorce en stries rayonnantes ascendantes.

(X. Série Saint-Michel, n° 294, 1913).

B (à droite). — *Forme mixte complexe : atypique et rare. (Lésions combinées).*

1. Tuberculose parenchymateuse bipolaire. Forme mixte complexe.

Au lobe supérieur, système complexe de cavernes communiquant entre elles et avec le bassinet par un long canal très étroit : Exclusion imparfaite. Ces cavernes ont les caractères des cavernes parenchymateuses : parois minces, régulières, lisses, contenu caséeux ou mastic.

Au lobe inférieur, une caverne incluse.

Au lobe moyen, tuberculose pyélitique ouverte ulcéro-caverneuse.

(X. Série Saint-Michel, n° 240, 1913).

2. Cavernes multiples des 3 lobes, à caractères parenchymateux, avec fibro-adipose centrale et rétrécissement avancé du bassinet : les unes fermées, les autres communiquant avec le bassinet par d'étroits canaux.

Lésions combinées d'origine incertaine. Forme mixte atypique.

(X. Série Saint-Michel, n° 276, 1914).

3. Lésions pyélitiques, ulcéro-caverneuses, des deux lobes extrêmes, prédominantes.

Lésions parenchymateuses secondaires ; celle du lobe supérieure, caverneuse, communiquant avec la caverne pyélitique contiguë. Forme mixte rare, type inverse (Schématique).

NOTE. — Ces figures, sauf la dernière, B, 3, ne sont point des schémas : mais des diagrammes exacts de reins de néphrectomie, dont toutes les lésions ont été reportées sur un même plan, dans leurs rapports justes.

PLANCHE V

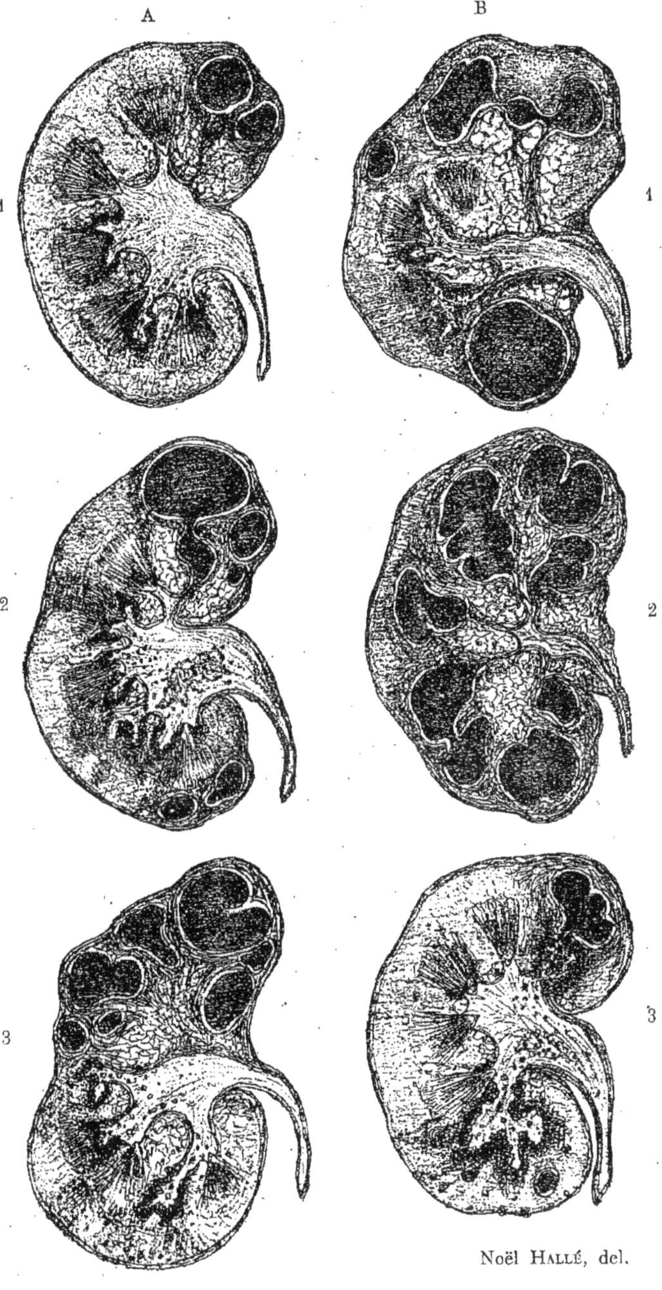

Noël Hallé, del.

tableaux complexes ; lésions dont il est parfois malaisé de saisir l'ordre et les rapports, et qui paraissent, à première vue, difficiles à classer.

Dans presque tous les cas, cependant, l'anatomiste qui a pu, et su, observer les formes typiques pures réussit à débrouiller ce chaos. Guidé par ses connaissances antérieures, il parvient à analyser ces lésions assemblées, qui paraissent d'abord comme semées au hasard dans le rein tuberculeux. Il arrive ainsi à reconnaître leur nature ; à dire de quelle forme elles relèvent ; quelles ont été primitivement parenchymateuses et quelles, pyélitiques : à faire enfin la part des deux processus anatomiques qui se sont associés pour détruire le rein.

Ces reins tuberculeux de Forme mixte, où les deux types essentiels de lésions se combinent, doivent être, pour la description, distingués en trois groupes naturels.

1. — **Lésions associées. Forme mixte simple.** — Le schéma de ces reins est le suivant. L'un des pôles est déformé par des bosselures et des dépressions alternées, tandis que le reste de l'organe a conservé sa forme générale. A sa surface apparaissent des taches rouges, et des îlots disséminés de granulations saillantes ; quelques points de l'écorce sont légèrement affaissés. A la coupe, le pôle déformé est creusé d'une ou plusieurs cavernes fermées, régulières et arrondies, à contenu liquide ou solide, qui ont remplacé le lobe rénal. Le calice correspondant a disparu, oblitéré, imperméable, au milieu d'un gros lobule fibro-adipeux qui occupe sa place dans le sinus. Dans sa partie relativement conservée,

le rein est creusé d'ulcérations, de cavernules et de cavernes pyélitiques ouvertes, à tous les degrés d'évolution : ulcérations latéro-papillaires sinusales, cavernules latéro-pyramidales, médullaires ; cavernes complètes enfin, ayant détruit la médullaire, et entamé déjà plus ou moins profondément la corticale. Toutes ces dernières lésions correspondent aux calices ; toutes sont anfractueuses et inégales ; toutes sont largement ouvertes dans les voies d'excrétion perméables, dilatées, tuberculeuses, elles aussi, à des degrés divers.

Ici, l'enchaînement des faits saute aux yeux, et leur interprétation ne prête guère à l'équivoque. L'un des pôles a été atteint et détruit par des tubercules parenchymateux inclus, lésions anciennes localisées, fermées, dites excluses. Les autres lésions, multiples, disséminées sur tous les calices, sont nettement du type pyélitique. Les deux processus, localisés en des points différents de la glande, se sont succédé ; les lésions des deux formes sont associées, mais non combinées, dans ces reins. C'est la Tuberculose rénale chronique de forme mixte, celle où les lésions, distinctes par leur forme, leur siège et leur âge, sont restées jusqu'à la fin séparées et comme indépendantes. Ces cas sont très fréquents : c'est à cette *forme mixte typique* que ressortissent les plus nombreux des reins de néphrectomie, fournis par la pratique actuelle.

Ces faits comportent un enseignement, qu'il importe de formuler, dès maintenant. De l'étude des reins tuberculeux à forme mixte, on peut inférer, avec certitude, que : fréquemment, le plus souvent même, l'évolution de la Tuber-

PLANCHE VI

TUBERCULOSE DE FORME MIXTE SIMPLE. (Forme III).

Lésions typiques associées, distinctes.

1. Tuberculose polaire supérieure, parenchymateuse, fermée ; caverne ronde lisse, exclue, à contenu mastic ; avec fibro-adipose sinusale et oblitération complète du calice supérieur.

   Atrophie polaire supérieure déjà notable.

   Tuberculose pyélitique des lobes supérieur et inférieur. Cavernes caliçaires, latéro-pyramidales, médullaires, ouvertes, avec intégrité relative des papilles.

   Des papilles du lobe moyen sont saines.

   (Série Saint-Michel, n° 272, 1913).

2. Tuberculose polaire supérieure, parenchymateuse, fermée ; caverne exclue, ronde, lisse, à parois minces, à contenu mastic ; avec fibro-adipose sinusale et oblitération du calice supérieur. Atrophie polaire légère.

   Tuberculose pyélitique ouverte, disséminée, généralisée à tous les calices, à des degrés divers : cavernes médullaires aux lobes supérieur et inférieur, bipolaires ; granulations, ulcérations sinusales, péripapillaires uni ou bilatérales de tous les calices du lobe moyen.

   Bassinet dilaté, à muqueuse saine.

   (Série Saint-Michel, n° 306, 1914).

PLANCHE VI

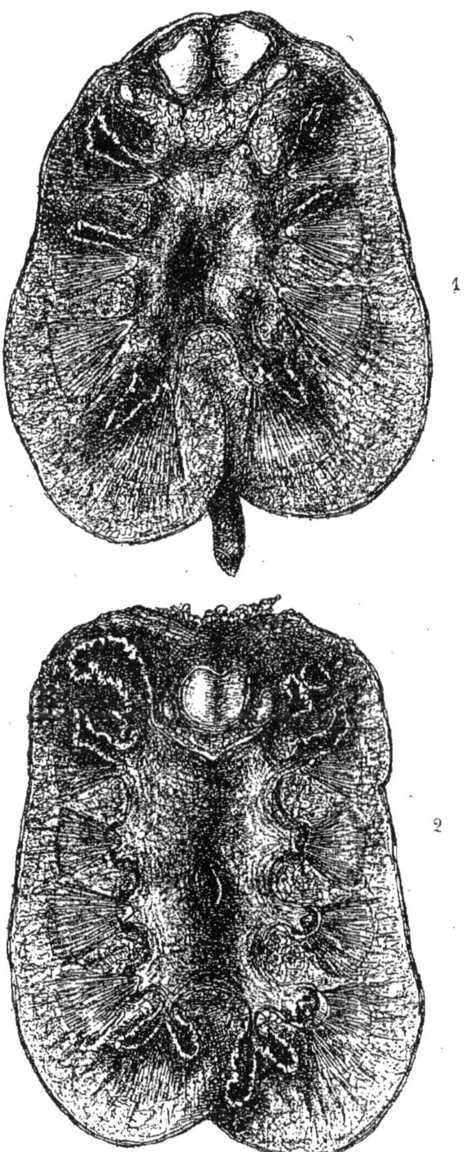

Noël HALLÉ, del.

culose rénale chronique se fait en deux temps ; que cette maladie présente deux phases successives, qu'il faut distinguer. Les tubercules parenchymateux primitifs débutent ; puis, secondairement, après un laps de temps variable, mais qui peut être fort long (l'âge des lésions fermées l'affirme souvent tel), les tubercules pyélitiques, ceux du calice, suivent. Nous verrons plus loin si la clinique confirme cette assertion ; et quel parti l'observation et le traitement du malade peuvent tirer d'une notion fournie par la simple étude anatomique.

2. — **Lésions combinées. Forme mixte complexe.** — Ici le tableau est moins clair ; et les lésions sont plus difficiles à lire.

L'un des lobes, presque toujours un pôle, est détruit par des cavernes multiples, variables de forme et d'aspect. C'est un système, un vrai dédale de cavités irrégulières, qui communiquent entre elles, soit par des orifices larges, évidents, soit par des canaux étroits et tortueux qu'il faut chercher pour les cathétériser. Le groupe cavitaire communique également avec le bassinet, soit largement, par un calice dilaté et ulcéré, soit étroitement, par un fin canal rétréci, enserré dans la graisse fibreuse du sinus. Le tissu rénal qui persiste dans ce lobe, autour des cavités, est souvent infiltré de granulations tuberculeuses jeunes. La lésion complexe semble défier toute description : on peut l'analyser cependant.

Parmi ces cavernes, on en rencontre une, plus volumineuse, plus superficielle, arrondie et fermée, distinguée par la nature de son contenu. Une autre, d'aspect analogue, communique avec ses voisines par un fin canal presque imperméable ; une troisième, plus rapprochée du sinus, anfractueuse et inégale celle-là, s'ouvre dans le bassinet.

Ici, tubercules parenchymateux inclus, probablement primitifs, et tubercules pyélitiques, secondaires sans doute, se sont développés dans le même lobe du rein. Les cavernes qui leur ont succédé, d'abord simplement contiguës et indépendantes, sont arrivées à coalescence. Elles se sont ouvertes les unes dans les autres par ulcération progressive ; elles communiquent maintenant entre elles, et avec le bassinet.

Les deux formes de lésions bacillaires, relevant respectivement de deux processus distincts, réunies ici en un même siège, d'abord séparées, se sont combinées ensuite pour donner la Forme *mixte complexe*. Ces faits, fréquents encore, et d'interprétation parfois difficile, sont du moins certains, anatomiquement.

3. — **Lésions mixtes atypiques.** — Toutes les lésions mixtes ne rentrent pas dans le cadre précédent. Certaines lésions tuberculeuses des reins se distinguent par une physionomie singulière : elles réunissent des caractères anatomiques divergents et comme opposés, qui semblent empruntés aux deux formes principales. Ces faits, hybrides et ambigus, doivent être décrits à part.

On rencontre dans le rein tuberculeux des cavernes, variables d'ailleurs de forme et d'aspect, qui toutes présentent un caractère commun : elles communiquent avec les voies d'excrétion, mais étroitement, et par un calice rétréci à des degrés divers. Tantôt la communication est

PLANCHE VII

TUBERCULOSE DE FORME MIXTE COMPLEXE.
(Forme III).

Lésions combinées, atypiques.

1. Tuberculose parenchymateuse fermée du lobe inférieur avec atrophie polaire marquée ; caverne ronde à parois minces, lisses, contenu mastic ; exclusion partielle avec fibro-adipose sinusale.

Au lobe moyen, à gauche, une caverne semblable, profonde, et que la coupe frontale classique n'eût pas montrée.

Dans ce même lobe moyen, 2 cavernes ouvertes probablement mixtes (lésions parenchymateuses et pyélitiques combinées) ; et, à droite, un tubercule caséeux parenchymateux enkysté.

Au pôle supérieur, tuberculose pyélitique initiale ; granulations de la muqueuse des calices, des pyramides, de l'écorce, avec intégrité des pointes papillaires.

Dans la papille supérieure gauche, un nodule pyramidal inclus, près de la papille.

(Série Saint-Michel, n° 240. Néphrectomie du 3 novembre 1913. Saint-Joseph, Dr Genouville).

2. Tuberculose parenchymateuse fermée du pôle inférieur. Caverne exclue avec fibro-adipose sinusale ; parois minces et lisses ; contenu ; pus séreux blanc. Atrophie polaire.

Au pôle supérieur, système complexe de cavernes, communiquant entre elles et avec le bassinet, par un canal long et très étroit ; exclusion imparfaite avec fibro-adipose sinusale et atrophie polaire légère. Lésions parenchymateuses combinées (Forme mixte complexe).

Au lobe moyen, Tuberculose pyélitique initiale ; granulations caliçaires, sinusales, latéro-papillaires ; avec début de colonnes ascendantes latéro-pyramidales.

(Série Saint-Michel, n° 298. Néphrectomie du 16 février 1914. Saint-Joseph, Dr Genouville).

PLANCHE VII

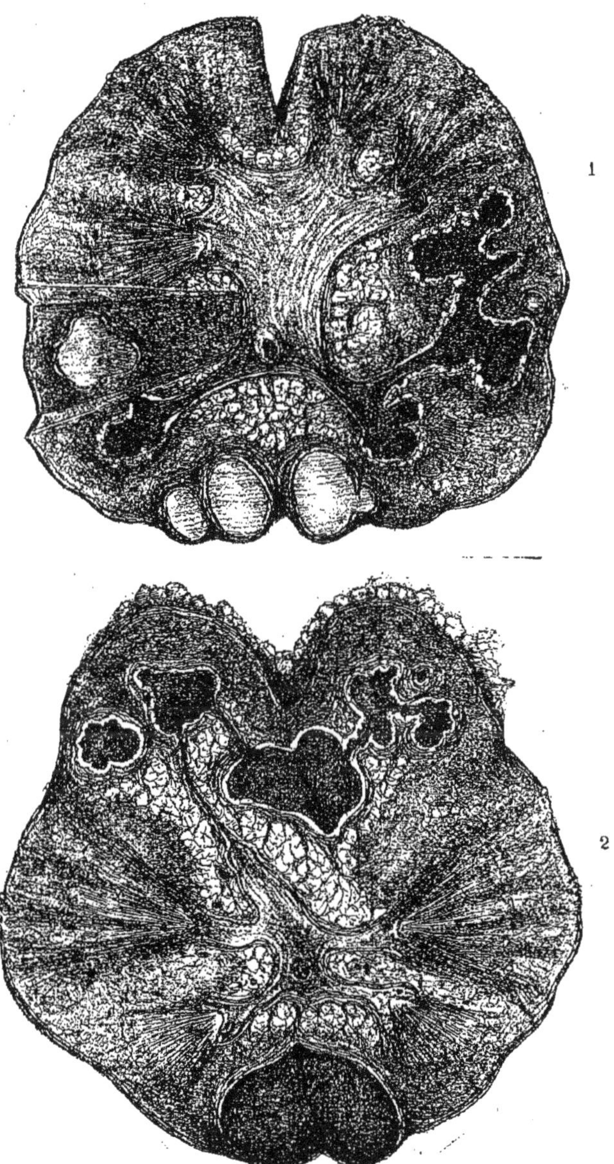

Noël Hallé, del.

relativement large et facile à constater ; tantôt elle est étroite au point qu'il faut la chercher très attentivement pour la découvrir. C'est seulement par une dissection minutieuse, et par des essais de cathétérisme, répétés avec des instruments de plus en plus fins, qu'on parvient à s'assurer de ce fait important : la communication d'une caverne qui semble au premier abord fermée. Car souvent cette communication minuscule est plus virtuelle que réelle : le contenu de la caverne est nettement différent, par sa couleur et sa consistance, du contenu commun des voies d'excrétion. Il est retenu, et ne s'évacue plus dans le bassinet. Le pertuis étroit existe, mais imperméable : c'est, en fait, une caverne fermée.

Constamment, ces conduits caliçaires rétrécis, perméables ou imperméables, sont entourés et englobés par ce peloton fibro-adipeux hypertrophique du sinus déjà décrit.

Ces cavernes, d'ailleurs, se présentent le plus souvent avec les caractères généraux des cavernes parenchymateuses fermées : petit nombre, siège polaire, topographie lobaire, forme arrondie, parois lisses, contenu spécial, caséeux solide, ou liquide plus ou moins clair : elles n'en diffèrent que par la communication étroite avec le bassinet. Si on manquait à découvrir le pertuis caliçaire rétréci, et cela dut arriver souvent, on les rangerait sans hésitation parmi les cavernes fermées de la forme parenchymateuse.

Plus rarement, ces cavernes à communication étroite sont de forme irrégulière, à parois festonnées, épaisses et tomenteuses, à contenu puriforme ; caractères qui les rapprochent plutôt de la forme pyélitique : l'étroitesse seule de l'orifice de communication les en distingue.

Ces lésions atypiques ne sont pas exceptionnelles dans le rein tuberculeux caverneux. Ici, c'est une seule caverne qui communique avec le bassinet par un étroit conduit, parmi plusieurs autres complètement fermés ; là, plusieurs cavernes sont réunies dans un même rein, qui montrent tous les degrés successifs du rétrécissement caliçaire. Les lésions rénales, dans leur ensemble, sont cependant de type parenchymateux et manifestement anciennes : ce sont, en somme, des exclusions partielles imparfaites, plus ou moins complètement réalisées, toujours accompagnées de la fibro-adipose sinusale habituelle.

Ces lésions se retrouvent encore à une période plus avancée. De petits reins atrophiés, rétractés, réduits à l'état de moignon informe, presque totalement transformés en kystes caséeux fermés, peuvent présenter cependant une ou deux poches communiquant étroitement avec un bassinet rétréci, auquel fait suite un uretère incomplètement oblitéré. C'est la période ultime de ces lésions mixtes atypiques : elles seraient impossibles à reconnaître et à classer si on n'en connaissait les phases initiales, et les stades intermédiaires.

Je me borne à signaler ici ces faits anatomiques intéressants. En étudiant la pathogénie, nous aurons à rechercher quelle est leur vraie signification. Ces lésions, faciles à expliquer d'ailleurs, prêtent cependant à la discussion. Malgré leur grande analogie avec celles de la forme parenchymateuse, elles ne peuvent être rapportées, avec certitude, à l'une plutôt qu'à l'autre des deux formes typiques. Il fallait donc bien les réserver et les réunir, provisoirement, au moins, en un groupe d'attente, sous cette dénomination de lésions *mixtes atypiques*.

4. — **Lésions aberrantes.** — Il est d'autres faits, nettement aberrants ceux-là, et d'un autre ordre. Dans ces cas, les lésions tuberculeuses rénales s'écartent à ce point du type commun qu'il est impossible de les interpréter, en les rapportant à l'une ou à l'autre des formes précédentes.

L'analyse cependant permet de dégager leur vraie signification. De toute évidence, il ne s'agit pas ici de reins purement et simplement tuberculeux. La tuberculose n'a été que secondaire. Elle est venue compliquer des lésions rénales antérieures diverses, plus ou moins profondes, toujours facilement reconnaissables.

1° On observe de gros reins très fortement lobés et lobulés, formés de bosselures agglomérées, arrondies, saillantes, séparées par de profondes incisures, presque détachées et comme pédiculées, et dans lesquels, à la coupe, se rencontrent des lésions tuberculeuses diverses : nodules interstitiels, ulcérations péripapillaires, cavernes parenchymateuses fermées ou cavernes pyélitiques ouvertes ; exclusion partielle ou totale, ou pyonéphrose : lésions typiques sous leurs deux formes, pures ; ou associées en formes mixtes.

La nature des lésions tuberculeuses ne peut expliquer l'aspect extérieur de ces reins ; il faut donc conclure qu'il leur est antérieur et ne relève pas d'elles. Il s'agit, en effet, de reins congénitalement malformés : c'est le « *Rein lobé fœtal* » devenu tuberculeux. Et la tuberculose a été observée assez fréquemment dans ces conditions pour qu'on ait pu regarder la malformation congénitale comme une prédisposition. Plusieurs de ces reins fœtaux, secondairement tuberculeux, ont été décrits et figurés ; leur aspect singulier a donné lieu à des interprétations pathogéniques diverses, dont quelques-unes semblent erronées.

2° Quand la tuberculose envahit un *Rein kystique*, qu'il s'agisse de *grands kystes séreux rares*, de *petits kystes multiples* ou du vrai *Rein polykystique*, toutes malformations dont la nature congénitale est certaine, ou du moins probable ; que la lésion bacillaire soit de forme classique et seulement juxtaposée à la lésion congénitale, ou qu'elle se combine avec elle en atteignant les kystes eux-mêmes : c'est à tort qu'on a distingué et nommé, comme Formes de la Tuberculose rénale chronique, ces pièces singulières. Ce sont seulement des monstruosités rares, qui ne relèvent point de la pathogénie commune, et qu'il est logique de classer parmi les faits aberrants.

Ces lésions, dont il est facile cependant de reconnaître la nature et l'origine, ont été parfois confondues avec les formes kystiques banales de la tuberculose chronique, dont bien des caractères les éloignent.

3° D'autres reins tuberculeux, volumineux ou atrophiques, se distinguent à la coupe par une *dilatation* plus ou moins prononcée des voies d'excrétion ; dilatation totale et régulière ; soit simple, soit accompagnée des lésions pariétales et extra-pariétales de l'inflammation chronique. Ici encore les lésions bacillaires sont de type variable : foyers parenchymateux enkystés, sur un fond scléreux ; ulcérations ou cavernules péripapillaires ; granulations disséminées des muqueuses.

Les lésions tuberculeuses sont souvent, dans ces cas, rares, discrètes, et peu profondes. Il est évident qu'elles ne peuvent rendre compte de l'aspect intérieur de ces reins ; que la dilatation générale des voies d'excrétion ne relève point d'elle : elles ne sont, en effet, que secondaires. Avant l'invasion bacillaire, le rein était atteint d'*uro ou de pyonéphrose*. La rétention et la dilatation, simples ou compliquées d'inflammation banale, relèvent donc bien ici d'un obstacle primitif au cours de l'urine. Cet obstacle, situé en un point quelconque des voies d'excrétion inférieures, uretère, vessie, prostate, urèthre, résulte d'une lésion de nature variable, congénitale ou acquise, banale ou bacillaire, dont l'exploration chirurgicale, ou l'autopsie, révèlera le siège et la nature.

A cette période d'état, quand la dilatation est considérable et accompagnée de lésions tuberculeuses minimes, les faits sont faciles à interpréter. Plus tard, quand les lésions mécaniques et tuberculeuses associées, anciennes et profondes, sont arrivées au stade ultime de destruction et d'atrophie, le rein devient une pièce singulière, difficile à lire et à classer.

4° Enfin, les reins tuberculeux *néphrotomisés* antérieurement, qu'ils soient fournis par l'autopsie ou la néphrectomie secondaire, montrent des lésions tuberculeuses modifiées à tel point par la rétraction cicatricielle post-opératoire, qu'il est le plus souvent impossible de reconnaître quel fut leur type primitif. Ces pièces devraient être tenues hors des statistiques, plutôt que classées parmi les faits aberrants d'interprétation discutable.

Ces faits divergents, d'ordre divers, sont rares en somme : il faut savoir les discerner, pour les classer à part, comme des exceptions. Ils n'ôtent rien à la valeur des faits positifs, de beaucoup les plus nombreux, qui restent la règle. Sans répéter cette banalité que ces exceptions confirment cette règle, on peut avancer du moins que les faits aberrants, tous explicables, ne peuvent servir de matière à aucune objection sérieuse contre la classification que nous proposons ; classification qui distingue les lésions diverses de la Tuberculose rénale chronique en plusieurs Formes nettement définies, par les seuls caractères anatomiques.

Nous pouvons donc à bon droit résumer ainsi toute cette étude anatomo-pathologique : Quelques faits aberrants et d'exception étant mis à part et réservés, toutes les lésions, si diverses, qu'on peut observer dans le rein atteint de tuberculose chronique, ressortissent à deux formes anatomiques essentielles bien distinctes : Tuberculose parenchymateuse primitivement fermée, et Tuberculose pyélitique primitivement ouverte. Et les lésions de ces deux types peuvent être observées, soit pures, soit associées ou combinées, en formes mixtes, typiques et atypiques. A toutes les périodes de la maladie, ces formes peuvent, par une analyse anatomique attentive, être reconnues et distinguées, si l'observateur averti s'aide d'une technique appropriée.

Quelle est la fréquence relative, et partant l'importance, de ces diverses formes de la Tuberculose rénale chronique? La statistique seule peut répondre à cette question ; elle est la conclusion nécessaire de l'exposé anatomique. Pour être valable, cette statistique doit être intégrale, c'est-à-dire porter à la fois sur les reins tuberculeux fournis par l'autopsie, et sur ceux qui proviennent de la néphrectomie. En effet, dans les premiers seulement, reins d'autopsie, les lésions bacillaires, laissées à leur marche naturelle, peuvent atteindre la période dernière de leur évolution ; et c'est alors, surtout, que les deux formes se distinguent par des caractères nettement tranchés.

Voici les chiffres bruts de notre statistique personnelle. Nos 200 reins tuberculeux, 100 d'autopsie et 100 de néphrectomie, se classent comme il suit, d'après la forme des lésions :

Tuberculose rénale chronique	200 cas.
1° *Reins d'autopsie*, Musée de Necker (1890-1907)	100 —
1. — Tuberculose parenchymateuse primitivement fermée (forme I)..........	36 —
2. — Tuberculose pyélitique primitivement ouverte (forme II)..............	35 —

3. — Tuberculose à lésions mixtes (forme III)........................ 20 cas.
4. — Cas aberrants.................... 9 —

2° *Reins de néphrectomie*.................. 100 cas.

1re série. — Clinique de Necker (1890-1906) 54 cas.
1. — Tuberculose parenchymateuse primitivement fermée.................. 18 —
2. — Tuberculose pyélitique primitivement ouverte........................ 14 —
3. — Formes mixtes.................. 20 —
4. — Cas aberrants.................. 2 —

2e série. — Divers (1907-1914).......... 46 —
1. — Tuberculose parenchymateuse primitivement fermée.................. 12 —
2. — Tuberculose pyélitique primitivement ouverte........................ 10 —
3. — Formes mixtes.................. 22 —
4. — Cas aberrants.................. 2 —

Les chiffres de cette statistique ne doivent pas être tenus pour définitifs. On remarquera d'abord que les 100 reins d'autopsie, anciens, nous donnent une forte proportion de formes pures, contre une faible proportion de formes mixtes. Dans la première période de nos recherches, en effet, nous avions classé comme ressortissant aux formes pures, non seulement les reins à lésions strictement univoques, mais encore ceux où l'une des formes était nettement prédominante. Depuis nous avons appris à mieux distinguer entre les lésions associées. S'il nous était donné de revoir aujourd'hui ces pièces disparues, pour les classer à nouveau, il est certain que le chiffre des formes mixtes serait majoré.

L'écart des chiffres, entre les deux séries de reins de néphrectomie, est à signaler encore. Dans la dernière, les formes mixtes sont nettement prédominantes : cette divergence s'explique aisément. D'une part, en effet, la néphrectomie, de plus en plus précoce, fournit un matériel anatomo-pathologique meilleur, où les lésions, plus jeunes, sont plus faciles à classer. D'autre part, l'analyse anatomique, guidée et assurée par l'observation antérieure, permet une classification plus exacte.

Nos chiffres ne donnent donc que des indications sommaires sur la fréquence relative des différentes formes de la Tuberculose rénale chronique. La seule conclusion qu'on puisse en tirer actuellement est celle-ci : dans les reins d'autopsie, les formes typiques pures sont plus fréquentes ; dans les reins de néphrectomie, ce sont les formes mixtes qui prédominent.

TROISIÈME PARTIE

LES FORMES DE LA TUBERCULOSE RÉNALE CHRONIQUE ENVISAGÉES AU POINT DE VUE DE LA PATHOGÉNIE, DE LA SÉMIOLOGIE ET DE LA THÉRAPEUTIQUE.

Cette étude anatomo-pathologique resterait stérile, et simple objet de curiosité, si les notions qu'elle fournit ne recevaient aucune application. Or, on est en droit de penser qu'elles peuvent servir à élucider les divers problèmes que nous propose encore la maladie tuberculeuse du rein. L'exposé des faits anatomiques doit donc être suivi d'inductions théoriques sur les causes qui font naître les lésions, aussi bien que de déductions pratiques sur les symptômes qui les traduisent. Ces considérations seront sa première conclusion naturelle.

Puis nous mettrons en regard les faits anatomiques, d'une d'une part, les faits cliniques, d'autre part. Ce rapprochement nous fournira, sans doute, d'utiles enseignements sur la marche naturelle de la maladie ; et, partant, sur la thérapeutique qu'il convient de lui opposer. Ces dernières conclusions, directement utiles, sont bien, pour le médecin, le vrai but de toute recherche scientifique.

Avant d'aborder cette seconde partie de l'étude des Formes de la Tuberculose rénale chronique, il importe d'insister encore sur une remarque déjà faite : Qu'on devra distinguer entre les faits d'observation qui précèdent, et les considérations qui suivent.

Les faits, il faut les tenir pour certains. Une observation étendue, poursuivie pendant vingt années sur un matériel général, nous a fait reconnaître, dans le rein tuberculeux, des lésions différentes. De là, cette distinction entre les Formes de la Tuberculose rénale chronique, qui est proprement l'objet de ce travail. Cette division que nous devons maintenir, nous espérons qu'elle sera reconnue légitime ; qu'elle sera acceptée du moins par les observateurs qui auront étudié un matériel anatomo-pathologique semblable au nôtre : même nombre de reins tuberculeux, de même provenance, autopsies et néphrectomies, en égales proportions.

Quant aux considérations théoriques, qu'elles visent la Pathogénie, la Clinique ou la Thérapeutique, il ne faut point les tenir pour plus qu'elles ne valent. Si rationnelles et vraisemblables qu'elles puissent paraître, ce ne sont que des hypothèses, et, comme telles, soumises d'avance à la controverse. Il faut être aussi bien préparé à les abandonner qu'à les défendre, suivant qu'elles seront infirmées ou confirmées par les observations poursuivies pour les vérifier. Nuisibles, et dangereuses même, quand on les met sur le même plan que les faits, en leur accordant même valeur et même créance, les hypothèses sont d'un bon usage, quand on les tient seulement pour ce qu'elles sont : c'est-à-dire des jalons d'attente plantés pour orienter les recherches et les conduire, par une route tracée, vers le but poursuivi. C'est, en toute science d'observation, par l'échelle des hypothèses temporaires, soumises au contrôle des faits, et sans cesse modifiées suivant eux, qu'on peut s'élever peu à peu jusqu'à la connaissance des lois, c'est-à-dire de la vérité.

CHAPITRE PREMIER

INDUCTIONS PATHOGÉNIQUES

L'étude pathogénique comprend plusieurs questions distinctes d'importance inégale : toutes intéressantes cependant.

C'est ainsi qu'une bonne théorie pathogénique, pour être entièrement satisfaisante, devrait nous rendre compte de toutes les lésions, primitives ou secondaires, principales ou accessoires, constantes ou éventuelles, typiques ou atypiques, tuberculeuses ou banales, qu'on peut observer dans tous les reins atteints de tuberculose chronique.

La théorie doit nous expliquer d'abord la genèse des lésions primitives et principales, leur localisation en des sièges divers, leur évolution, sous des formes distinctes, vers des termes différents. Et l'explication, valable pour les formes communes, pures et mixtes, doit cadrer encore avec les faits rares et aberrants.

Cette théorie doit nous faire comprendre ensuite l'apparition de toutes les lésions secondaires et accessoires, constantes ou éventuelles, qui compliquent les lésions tuberculeuses capitales.

Ce sont d'abord les lésions secondaires in situ, dans le rein lui-même, et qu'il faut distinguer en tuberculeuses et banales : lésions tuberculeuses, soit localisées au voisinage immédiat, et dans la sphère d'influence du foyer primitif, soit disséminées au loin dans les parties réservées du parenchyme ; lésions banales, de nature inflammatoire ou toxique, ou d'ordre mécanique, aiguës et chroniques, localisées ou diffuses elles aussi.

Ce sont ensuite les lésions secondaires à distance, répandues dans le reste de l'appareil, à la suite de la localisation rénale primitive : lésions simultanées des voies d'excrétion du côté malade, calices et du bassinet ; lésions descendantes de l'uretère, avec les altérations concomitantes du tissu conjonctif et des organes vasculo-nerveux du hile et du sinus ; lésions parallèles de l'atmosphère périnéale ; lésions vésicales secondaires ; lésions secondes enfin du rein adelphe, d'abord épargné. Chacune de ces atteintes secondaires pouvant être, soit nettement tuberculeuse, soit de nature discutable, soit sûrement banale.

En un mot, devant chaque cas particulier de tuberculose urinaire à début rénal, la bonne théorie pathogénique devrait nous permettre de comprendre l'apparition, la succession, l'évolution, de toutes les lésions, multiples et diverses, qui se distribuent dans tout l'appareil urinaire ; nous faire en un mot saisir leur coordination.

C'est beaucoup demander, sans doute ; et nous pouvons déjà prévoir que, dans l'état actuel de nos connaissances, un certain nombre de ces questions ne pourront recevoir encore une réponse positive, ferme et satisfaisante. C'est avec cet objectif, cependant, qu'il nous faut examiner les théories pathogéniques actuellement en cours, pour en juger la valeur.

L'exposé historique et critique nous a fait connaître ces théories, ainsi que les documents expérimentaux apportés à leur appui. L'étude anatomique nous a appris à distinguer entre des formes essentielles de lésions, dans le rein tuberculeux. A la lumière de ces données sommaires, mais suffisantes, nous pouvons donc confronter les faits avec les théories, pour rechercher comment celles-ci rendent compte de ceux-là. De ce travail méthodique, nous pouvons bien attendre la solution de quelques-unes des questions de pathogénie encore pendantes, devant les reins tuberculeux.

Une première idée se présente naturellement à l'esprit dès le début de cette étude. D'une part, nous avons appris à distinguer plusieurs Formes anatomiques de Tuberculose rénale chronique, définies et comme opposées par tous les caractères des lésions : siège initial, forme, aspect à la période d'état, évolution et terminaison. D'autre part, nous sommes en présence de théories adverses, dont chacune prétend être générale, c'est-à-dire suffisante pour expliquer tous les faits, quelles que soient les différences, plus ou moins nettement tranchées, qui les séparent. Cette prétention, déjà, suffirait pour nous faire tenir, a priori, ces théories en défiance. Est-il rationnel d'admettre, en effet, qu'une même théorie pathogénique puisse s'appliquer justement à des séries de faits aussi dissemblables? Ne peut-on pas penser au contraire que des formes de lésions si différenciées doivent relever de modes pathogéniques différents? Serait-il illogique, en un mot, d'admettre que l'invasion bacillaire du rein ne se fait pas constamment et nécessairement par les mêmes voies et suivant le même mécanisme, qui produit : ici, les lésions parenchymateuses fermées, le tubercule inclus ; là, les lésions pyélitiques ouvertes, les ulcérations à la surface des muqueuses des voies d'excrétion? Cette idée est la directrice qui nous conduira, à travers l'examen critique des théories pathogéniques aujourd'hui régnantes.

§ 1er. — Pathogénie des lésions tuberculeuses primitives et principales dans les diverses formes de la tuberculose rénale chronique.

Trois théories ont été proposées pour expliquer leur apparition : l'une d'elles est à éliminer tout d'abord.

La théorie de la tuberculose urogène ou ascendante, nous l'avons démontré, ne peut s'appliquer qu'à un petit nombre de cas, bien définis. Même alors, elle est sans consistance. A la bien examiner, elle se réduit à un mécanisme banal : propagation directe par continuité, de bas en haut, d'une lésion tuberculeuse primitive inférieure, jusqu'au rein, soit par la surface des muqueuses, soit dans l'épaisseur des parois. Cette théorie ne peut donc entrer ici en ligne de compte.

Nous restons ainsi en présence de deux théories générales seulement : l'hématogène et la lymphogène. Voyons comment chacune des formes de la Tuberculose rénale chronique peut s'accommoder de l'une ou de l'autre de ces deux théories, en ce qui concerne du moins la genèse des *Lésions tuberculeuses primitives et principales.*

I. — Tuberculose parenchymateuse primitivement fermée

Il semble bien qu'on ne puisse comprendre autrement que par un apport direct du bacille par les vaisseaux sanguins, le développement d'un tubercule, lésion première et unique, en plein tissu rénal. C'est le processus généralement admis pour expliquer l'apparition des follicules initiaux périvasculaires, dans les parenchymes viscéraux.

Cependant, dans ces conditions même, l'apport de l'agent pathogène par les voies lymphatiques n'est pas théoriquement impossible. Mais, si particulièrement lymphatique dans son origine, sa propagation et son siège, que soit l'infection tuberculeuse, aucun fait ne vient appuyer cette supposition gratuite. Il faut donc conclure que la tuberculose parenchymateuse primitivement fermée est d'origine sanguine ; qu'elle relève bien de la théorie hématogène descendante. Cette théorie doit donc être conservée et tenue pour valable, dans ce premier groupe de faits, du moins.

II. — Tuberculose pyélitique primitivement ouverte.

Dans cette forme, les lésions primitives, elles aussi, pourraient être d'origine sanguine. Partout où il y a un vaisseau sanguin et du tissu conjonctif ; partout où les petites cellules nées de la diapédèse ou de la prolifération des éléments fixes peuvent s'accumuler autour d'un bacille arrêté dans un capillaire ou sorti de sa cavité, un follicule peut naître ; aussi bien, par conséquent, dans le chorion d'une muqueuse que dans l'intimité d'un parenchyme.

Appliquée ici, cependant, la théorie hématogène satisfait mal l'esprit. Pourquoi cette localisation constante en un point unique et précis des voies d'excrétion : le calice, à son origine, dans son cul-de-sac d'insertion? On comprend bien l'arrêt bacillaire fréquent, et la genèse facile de la granulation, dans les réseaux vasculaires de l'écorce, ceux du labyrinthique et du glomérule. Ce sont réseaux fonctionnels, spécialement riches et ténus, où le ralentissement du courant sanguin, nécessaire pour prolonger le contact entre le milieu intérieur et les cellules sécrétantes, est certain. L'infection bacillaire sanguine est prouvée, dans la tuberculose aiguë miliaire du moins ; et nous avons vu qu'il fallait bien l'admettre encore dans la tuberculose chronique parenchymateuse. Mais on saisit mal la raison de cet arrêt, dans un réseau capillaire banal, comme est celui du chorion muqueux, et en un point seulement, pour donner naissance à la forme pyélitique. Pourquoi donc, dans cette conception, les granulations tuberculeuses primitives ne seraient-elles pas aussi fréquentes sur toute la surface des muqueuses d'excrétion urinaire, du bassinet au méat?

Laissons donc de côté, provisoirement, la théorie hématogène, mal satisfaisante ; et examinons si la théorie lymphogène ne s'appliquerait pas mieux à la genèse des premières lésions muqueuses du calice, dans la tuberculose pyélitique ouverte. Plusieurs arguments plaident pour elle : et ils sont de poids, car ce sont des arguments de fait, des arguments anatomiques.

Rappelons le siège précis des lésions initiales. C'est au sinus papillo-caliculaire, dans le corps même de la muqueuse, dans son chorion, sur son réseau capillaire sous-épithélial, qu'apparaît la granulation première. Au-dessus de la lésion choriale superficielle, l'épithélium est d'abord intact : il ne tombe que secondairement. Il n'est donc pas évident que le bacille pathogène ait pénétré la paroi du calice de dedans en dehors, de la cavité urinaire infectée vers la muqueuse, par effraction d'un épithélium sain : il est possible qu'il y soit parvenu de dehors en dedans, par la voie conjonctivo-vasculaire.

Or, quels sont les rapports de cette paroi muqueuse du calice au niveau de son insertion papillaire? Ils sont très particuliers et apparaissent avec netteté sur les coupes axiles bien orientées. Par sa face profonde, la paroi du calice est en contact immédiat avec le paquet vasculo-nerveux interlobaire qui va pénétrer le rein par la colonne de Bertin. Une couche mince de tissu conjonctif l'en sépare seulement. Ce paquet vasculaire, avec les artères, les veines et les nerfs satellites, contient encore les troncs lymphatiques interlobaires efférents. Qu'un de ces troncs soit traversé par une lymphe bacillaire, quel que soit le sens du courant, direct ou rétrograde, qu'il soit atteint surtout par une lésion tuberculeuse pariétale : on conçoit facilement la propagation de l'infection lymphatique à la muqueuse du calice, son invasion bacillaire de dehors en dedans, de la profondeur vers la surface.

La preuve de ce processus, rationnel a priori, n'est pas faite encore. Un fait anatomique important peut être cependant signalé déjà : c'est la fréquence des foyers folliculaires dans le tissu conjonctif périvasculaire sinusal et interlobaire, dès le début des lésions caliçaires, dans la tuberculose pyélitique. Ce fait est facile à constater, et point exceptionnel.

Si ces inductions pathogéniques se vérifiaient par l'observation ultérieure, on serait amené à reconnaître, à chacune des deux formes de la Tuberculose rénale chronique, une pathogénie propre et différente ; et la dénomination de ces deux formes, complétée d'une épithète additionnelle, deviendrait celle-ci :

Tuberculose parenchymateuse primitivement fermée, hématogène.

Tuberculose pyélitique primitivement ouverte, lymphogène.

***

Tout ceci est encore hypothétique et certainement prématuré. Par un détour encore, la théorie hématogène peut rendre compte, elle aussi, de la genèse des lésions tuberculeuses sinusales primitives ; ce détour, c'est la théorie de la *Tuberculose d'Excrétion*.

Elle peut se formuler sommairement ainsi. Le bacille qui traverse le rein sain, ou superficiellement lésé, passe dans l'urine qui l'élimine. L'urine, ainsi bacillaire, peut donc inoculer de dedans en dehors les muqueuses urinaires, en traversant l'épithélium resté sain. Le sinus papillo-caliculaire, où la couche épithéliale est particulièrement faible, dit-on, et peu différenciée, peut être, en outre, le siège d'une stase urinaire relative. C'est donc un point faible, où, dès son apparition dans les urines, le bacille s'arrêtera, pénétrera l'épithélium, pour faire naître les lésions sous-épithéliales et choriales de la tuberculose pyélitique.

J'ai énoncé plus haut les objections d'ordre divers qu'on peut faire à la doctrine de la bacillurie vraie, et je n'y reviens pas. Si la stase urinaire sinusale peut se concevoir, je n'ai jamais pu vérifier, pour ma part, la minceur et l'infériorité du revêtement épithélial du sinus. Malgré ces objections, la tuberculose d'excrétion se présente encore avec assez de vraisemblance pour qu'on n'ait pas le droit de la rejeter. Restons donc sur la réserve et attendons que des faits précis d'observation histologique, viennent établir, avec certitude, quelle théorie pathogénique vaut réellement, de l'hématogène ou de la lymphogène, pour expliquer la genèse des lésions primitives de la muqueuse du calice, dans la tuberculose pyélitique.

III. — Tuberculose à lésions associées, formes mixtes

Ce ne sont pas seulement les deux Formes typiques et pures de la Tuberculose rénale chronique dont les théories pathogéniques doivent nous rendre compte : il faut qu'elles nous expliquent encore la genèse des Formes mixtes. Celles-ci sont, nous l'avons vu, les plus fréquentes ; et l'association des deux ordres de lésions s'y fait suivant un mode presque constant, nettement défini.

I. — **Lésions mixtes typiques.** — Dans ces reins tuberculeux à lésions mixtes, des lésions pyélitiques superficielles et jeunes s'associent à des lésions parenchymateuses anciennes et profondes. Que les unes et les autres soient séparées et réparties dans des territoires rénaux différents, ou qu'elles soient réunies et combinées dans un même lobe, les lésions parenchymateuses anciennes sont évidemment primitives et antérieures, les lésions pyélitiques récentes, secondaires et postérieures, à plus ou moins longue échéance : les faits anatomiques le prouvent.

Comment les théories pathogéniques peuvent-elles s'accorder avec ces faits et nous expliquer la succession des deux formes de lésions bacillaires?

Les lésions parenchymateuses hématogènes ont débuté, les lésions pyélitiques ont suivi. On peut bien admettre, a priori, que les secondes dépendent des premières. Comment et par quelle voie ces lésions secondaires se sont-elles produites? Deux hypothèses se présentent pour expliquer leur apparition : l'infection née du foyer primitif s'est propagée soit par les voies *tubulaires*, soit par les voies *conjonctivo-vasculaires* pour créer le foyer secondaire.

a) Propagation par la voie tubulaire. — Emané du foyer parenchymateux initial, le bacille a passé dans les tubulis. Excrété avec l'urine, il a pu semer sur son passage, dans le rein lui-même peut-être, dans le calice sans doute, puis enfin dans les voies d'excrétion inférieures, les lésions disséminées de la tuberculose descendante. Le sinus papillo-caliculaire, point dit faible, a été le premier et est souvent resté le seul point atteint : de cette localisation sont nées les ulcérations sinusales latéro-papillaires, puis les cavernes médullaires de la forme pyélitique secondaire.

C'est toujours la théorie de la tuberculose d'excrétion. Aux objections déjà énoncées qu'elle soulève, il faut en ajouter une autre encore. Les premières lésions réactionnelles que provoque à son pourtour le tubercule parenchymateux, aboutissent rapidement à l'oblitération et à la destruction des tubulis, condition peu favorable au passage du bacille dans ces voies d'excrétion. Aucune de ces objections, cependant, n'est décisive et on peut continuer à admettre ce passage. D'ailleurs, a-t-on dit, l'excrétion bacillaire par les tubulis peut seule nous rendre compte de ces lésions caliçaires éloignées, disséminées et généralisées, qui compliquent secondairement un foyer parenchymateux lobaire unique : la théorie de la tuberculose d'excrétion reste donc, provisoirement du moins, nécessaire, dans ces cas.

b) Propagation directe par les voies vasculaires. — Les tubulis ne sont pas la seule voie ouverte aux bacilles. Les voies vasculaires sanguines et lymphatiques peuvent bien, elles aussi, jouer un rôle dans la genèse des lésions pyélitiques secondaires. Il convient d'envisager sucessivement à cet égard les voies sanguines et les voies lymphatiques.

1. — *Voies sanguines.* — Il ne semble pas d'abord que les vaisseaux, artériels ou veineux, puissent facilement transporter le bacille émané d'une lésion parenchymateuse vers le sinus du calice. Il ne faut pas oublier cependant certains faits anatomiques. Pour plusieurs auteurs, les artères droites de la médullaire naissent de l'artère efférente du glomérule. Une lésion bacillaire corticale, glomérulaire ou péri-glomérulaire, pourrait donc infecter secondairement la pyramide et la base de la papille par cette voie, et par conséquent le calice lui-même. De même, une phlébite tuberculeuse d'origine corticale, propagée suivant les veines interlobaires jusqu'au sinus rénal, c'est-à-dire jusqu'au voisinage de l'insertion du calice, pourrait être l'origine de la lésion caliçaire secondaire.

Si les artères droites de la médullaire naissent, au contraire, de la voûte sus-pyramidale, un tubercule parenchymateux primitif, péri-vasculaire, de la zone limitante, (et ils n'y sont pas rares), pourrait aussi, par le mécanisme de l'embolie bacillifère, infecter la pyramide, et jusqu'au sinus caliçaire.

2. — *Voies lymphatiques.* — Plus aisément cette propagation peut se concevoir par l'intermédiaire des lymphatiques efférents. Ils peuvent, à leur origine dans les interstices du parenchyme, puiser le bacille et, par le courant lymphatique seul, ou par l'intermédiaire d'une tuberculose pariétale, l'amener jusqu'aux troncs efférents du sinus, pour inoculer le calice de dehors en dedans. Il est possible que ce soit là le mécanisme habituel qui produise les lésions

pyélitiques secondaires. La constatation, fréquente, des nodules tuberculeux, périvasculaires, du sinus, dès les premières phases des lésions pyélitiques, autorise cette induction.

Cette propagation directe par les voies sanguines ou lymphatiques, théoriquement admissible, ne peut cependant nous expliquer que les lésions pyélitiques secondaires localisées dans le lobe même où siège la lésion primitive. Or, ces lésions secondaires sont très fréquemment disséminées sur tous les calices dans les reins à lésions mixtes, dans les lobes mêmes qui restent indemnes de tout tubercule parenchymateux.

3. — *Propagation indirecte par les voies lymphatiques.* — La théorie lymphogène, elle aussi, peut rendre compte de ces faits et par le mécanisme suivant : lésion parenchymateuse primitive ; infection bacillaire secondaire des ganglions lombaires transmise par les lymphatiques rénaux ; adénopathie tuberculeuse oblitérante ; infection rénale secondaire récurrente, lymphatique, traduite par les lésions caliçaires disséminées, inoculées de dehors en dedans. L'analyse pathogénique nous donnerait ainsi, par la théorie lymphogène, l'explication d'un fait anatomique certain et fréquent : l'évolution en deux phases successives distinctes de la Tuberculose rénale chronique.

Telles sont les diverses hypothèses qui peuvent expliquer les lésions de la tuberculose rénale mixte sous sa forme typique. Elles sont sans consistance, puisqu'elles sont encore sans preuves. Chacune d'elles peut être aujourd'hui, au gré de chacun, défendue ou combattue, adoptée ou repoussée, en attendant les faits ultérieurs.

2. — **Lésions mixtes atypiques.** — Les cavernes de type parenchymateux, mais communiquant avec le bassinet par un calice plus ou moins rétréci, jusqu'à l'oblitération virtuelle, demandent, elles aussi, à être interprétées.

Ces faits ne peuvent s'expliquer que de deux manières : ou bien il s'agit de cavernes parenchymateuses primitivement fermées, qui, secondairement, se sont mises en communication avec le calice ; ou bien il s'agit de cavernes pyélitiques primitivement ouvertes, en voie d'occlusion secondaire.

1. — Plusieurs considérations plaident en faveur de la première hypothèse. La plupart de ces cavernes anormales ont bien les caractères de siège, de forme, de structure histologique, qui permettent de les tenir pour cavernes parenchymateuses primitivement fermées. Le calice rétréci est entouré de ce peloton fibro-adipeux sinusal hypertrophique, constant dans l'exclusion partielle.

On peut aisément concevoir l'ouverture secondaire d'une caverne primitivement fermée dans les voies d'excrétion. Cette ouverture peut être directe : la caverne, dans son développement progressif, atteint le calice déjà rétréci et s'y ouvre simplement, par ulcération de sa paroi. Cette communication secondaire peut se faire indirectement encore et par l'intermédiaire d'une lésion pyélitique concomitante : une cavernule secondaire latéro-papillaire vient à la rencontre de la caverne parenchymateuse primitive, et l'ulcération des deux parois adossées établit la communication. La réalité de ce dernier mécanisme est prouvée par les faits. Nous avons décrit ces systèmes complexes de cavernes lobaires, communiquant entre elles et avec le bassinet ; et dont les unes ont les caractères parenchymateux, les autres les caractères pyélitiques. Dans ces cas, à n'en pas douter, deux lésions primitivement distinctes sont venues à coalescence, et la communication s'est établie, secondairement, entre elles.

2. — Une caverne pyélitique primitivement ouverte peut-elle se rétrécir à son orifice et se fermer secondairement? Le fait est possible ; on ne peut affirmer qu'il soit fréquent. La forme même de ces cavernes, le caractère tuberculeux actif, longtemps persistant, de leurs parois, leur marche extensive, ulcéreuse, l'infection ,secondaire qui les complique, toutes ces conditions rendent difficile, sans doute, l'occlusion secondaire des cavernes pyélitiques primitivement ouvertes.

Elle est cependant possible, probable même, et il faut l'admettre. On peut la concevoir dans certaines conditions particulièrement favorables, qui sont : des lésions latéro-papillaires limitées, unilatérales par exemple ; accompagnées de lésions tuberculeuses peu profondes de la paroi du calice, laissant à la caverne sa forme ampullaire ; lésions dues à une infection bacillaire pure, sans addition de microbes pyogènes ; lésions, enfin, que n'aggrave aucune rétention. Si le rétrécissement, puis l'occlusion secondaire de l'orifice de la caverne se produisent alors, c'est certainement à la faveur d'une inflammation scléreuse caliçaire et péri-caliçaire. La formation du nodule fibro-adipeux sinusal hypertrophique semble bien, ici encore, la condition nécessaire, puisqu'il ne manque jamais autour de l'orifice rétréci des cavernes incomplètement excluses. C'est à ces faits d'ailleurs que s'appliquerait justement le terme d'*exclusion*, puisqu'il implique l'idée d'une lésion primitivement ouverte et secondairement fermée.

Il me serait difficile, actuellement, de traduire par un chiffre précis l'importance numérique de ces exclusions vraies ; c'est-à-dire d'indiquer, avec quelle fréquence réelle des cavernes pyélitiques primitivement ouvertes, peuvent se fermer secondairement. Dans une dizaine de pièces, tout au plus, ce processus d'exclusion vraie, m'a paru très vraisemblable : aucune ne me permet de l'affirmer absolument.

Les faits que j'ai pu étudier de ces exclusions incomplètes me laissent donc l'impression qu'il s'agit, le plus souvent, dans ces formes mixtes atypiques, de cavernes parenchymateuses primitivement fermées et secondairement ouvertes. Cette communication secondaire, éventuelle, ne semble pas d'ailleurs enrayer le processus habituel de sclérose progressive ; il finit généralement par aboutir, quand même, à l'exclusion complète, par oblitération graduelle de la voie de communication secondaire.

3. — **Pathogénie des cas aberrants.** — Elle ne prête guère aux considérations pathogéniques générales. En énumérant

plus haut les variétés de ces cas aberrants, nous avons indiqué, par le fait même, les considérations pathogéniques qui se rapportent à chacune. Ce sont constamment des lésions préalables des voies urinaires, congénitales ou acquises, qui fournissent l'explication de ces pièces anormales, dont chacune demande une étude particulière. L'examen attentif du rein et du reste de l'appareil, en relevant, soit des malformations rénales congénitales, soit un obstacle au cours de l'urine, sur les voies d'excrétion inférieures, fournira, dans chaque cas, la solution du petit problème pathogénique.

Très particulièrement intéressants, au point de vue de l'interprétation pathogénique des lésions rénales, sont ces cas où la lésion-obstacle est de nature bacillaire. Une tuberculose localisée profonde de l'uretère, quel que soit son siège, qu'il s'agisse d'une infiltration caséeuse obstruante, de végétations fongo-vasculaires oblitérantes, ou d'une cicatrice sténosante, imprime aux lésions rénales bacillaires, banales par ailleurs, des caractères anatomiques particuliers, qui peuvent les faire classer dans ce groupe des faits aberrants.

4. — **Pathogénie de la tuberculose du second rein.** — Enfin nous devons chercher à comprendre pourquoi et comment, au cours d'une tuberculose rénale unilatérale, le rein adelphe, d'abord épargné, devient fréquemment, à son tour, le siège de lésions tuberculeuses secondaires. Et ici, nous retrouvons, de nouveau en présence, les deux théories pathogéniques. L'hématogène comme l'urogène

nous offrent l'explication, plus ou moins vraisemblable, de la tuberculose rénale seconde.

a) Le rein tuberculeux primitif est un foyer qui, comme tout autre foyer bacillaire, est capable de provoquer, par tel ou tel mécanisme, l'infection sanguine générale. Cette infection circulatoire, d'origine rénale, peut bien avoir pour conséquence une tuberculose du second rein. Cette tuberculose rénale bacillémique, secondaire, se présentera vraisemblablement sous la forme parenchymateuse fermée ; car c'est celle qui correspond le mieux à la pathogénie hématogène.

b) Mais pourquoi cette infection sanguine générale se manifeste-t-elle exclusivement par des lésions du second rein? Car il est constant que la localisation rénale seconde reste généralement isolée : que seule elle traduit la bacillémie hypothétique. Nous nous retrouvons ici en présence de cette même difficulté théorique qui ne nous a pas permis de comprendre la raison de l'unilatéralité habituelle des lésions rénales primitives, d'origine sanguine.

Pour lever l'objection, on a admis un mode d'infection rénale sanguine tout spécial : une infection bacillaire locale, relevant d'un mécanisme très particulier. Entre les veines des deux reins, a-t-on dit, il existe des anastomoses, par l'intermédiaire d'un réseau veineux capsulo-diaphragmatique, qui a été décrit et figuré. Ce serait par ces voies directes, par ce courant veineux inter-rénal, que l'infection primitive du rein droit, par exemple, pourrait gagner le rein gauche. Le fait anatomique sur lequel est fondée cette théorie pathogénique n'est ni constant, ni même certain. Même en l'admettant comme bien établi et général, il semble peu propre, cependant, à solutionner le problème. Pourquoi, dans ces voies veineuses anastomotiques, le courant sanguin se dirigerait-il du rein malade vers le rein sain plutôt qu'en sens opposé? Il est plus logique de croire que, dans ces anastomoses, le sang veineux de l'un comme de l'autre rein suit sa marche physiologique centripète pour gagner les gros vaisseaux veineux efférents, la veine cave ou tout autre voie collatérale.

Une phlébite tuberculeuse de ces canaux veineux anastomotiques capsulo-diaphragmatiques, pourrait bien expliquer, par oblitération et stase veineuse, la transmission de l'infection bacillaire d'un rein à l'autre. Cette lésion n'a pas encore été constatée.

De plus, il faut le remarquer, les lésions du second rein à leur début ne sont pas toujours parenchymateuses et incluses. Souvent, au contraire, elles débutent par les calices ; elles ressortissent donc, non pas à la forme parenchymateuse fermée hématogène, mais à la forme pyélitique ouverte, lymphogène : la théorie hématogène ne vaut donc pas pour expliquer leur apparition.

c) La théorie lymphogène peut encore intervenir ici, pour expliquer l'apparition de la tuberculose rénale seconde, au moins dans sa forme pyélitique, et par le processus général déjà décrit : Tuberculose rénale primitive droite ; lymphangite efférente ; adénopathie lombaire oblitérante ; infection récurrente marchant du ganglion tuberculeux au rein gauche : telles seraient les phases successives du mécanisme, a priori vraisemblable, qui permettrait de comprendre l'invasion du second rein, *du moins dans sa forme pyélitique ouverte*, au cours de la Tuberculose rénale chronique, d'abord unilatérale.

5. — **Pathogénie des lésions accessoires et secondaires.** — Sous ce chef, sont comprises : d'abord les petites lésions tuberculeuses jeunes, folliculaires ou granuleuses, qu'on observe souvent au voisinage des grosses lésions tuberculeuses primitives et principales, aussi bien dans le tissu rénal que dans les voies d'excrétion correspondantes ; et ensuite les lésions diverses de néphrite qu'on peut rencontrer, localisées et segmentaires, ou disséminées et diffuses, dans les parties du parenchyme rénal indemnes de bacillose.

Ces lésions accessoires sont donc, les unes tuberculeuses et spécifiques ; les autres non tuberculeuses et banales.

a) LÉSIONS SECONDAIRES ET ACCESSOIRES TUBERCULEUSES. — Elles ne sont pas d'égale importance dans les deux formes essentielles de la Tuberculose rénale chronique. Fréquentes et nombreuses dans la forme pyélitique, elles sont plutôt rares et discrètes dans la forme parenchymateuse. Dans l'un comme dans l'autre cas, ces lésions tuberculeuses typiques secondaires sont, à l'œil nu, des chapelets de granulations ; au microscope, des traînées de follicules, qui se répandent en s'irradiant du foyer principal dans le tissu voisin. Les unes montent vers la surface pour s'épanouir en îlots sous la capsule ; les autres descendent vers le hile, suivant les rayons de la pyramide.

Les deux théories pathogéniques anciennes, l'urogène ascendante et l'hématogène descendante, ont donc été invoquées pour les interpréter. Qui peut le plus peut le moins ; et de même qu'elles nous rendaient compte de la genèse des lésions tuberculeuses primitives, ces théories nous ont offert l'explication des lésions secondaires de même nature. Toutes deux, en effet, ont admis, adapté aux besoins de la cause, le processus de la propagation par la voie tubulaire. Avec ce mécanisme, postulat non démontré, elles sont toutes deux à l'aise.

1. — *Théorie urogène et hématogène.* — La lésion initiale est-elle intra-parenchymateuse? Du foyer primitif, et par les tubulis, les bacilles vont se répandre dans le tissu voisin, remonter vers la surface de l'écorce, ou descendre vers le sinus, et la trace de cette diffusion tubulaire sera la traînée radiée de follicules ou de granulations, ascendante ou descendante.

La lésion primitive siège-t-elle au calice, autour de la papille? Les bacilles qui en émanent, pénétrant par les pores papillaires, remontent les tubes droits, et vont semer dans la médullaire d'abord, dans la corticale ensuite, les stries en éventail et les îlots sous-capsulaires de la néphrite tuberculeuse ascendante rayonnante.

Cette théorie commode de la diffusion du bacille de Koch

par les tubulis, il faut y insister encore, est issue d'une assimilation abusive, qui compare l'infection, très spéciale, du rein par le bacille de Koch, aux néphrites infectieuses banales causées par les microbes pyogènes. Une expérimentation, forcée dans son mode opératoire comme dans ses conclusions, ne peut lui donner un appui solide ; et les constatations de fait n'en fournissent pas la preuve indiscutable. Elle est, du moins pour ce qui concerne les lésions ascendantes, en contradiction avec les notions de pathologie générale, acquises sur la propagation des infections dans les conduits glandulaires. En effet, la migration des microbes pathogènes, dans ces voies, se fait le plus souvent suivant le sens du courant sécrétoire, et non contre lui. Enfin, contre cette théorie, persiste une objection importante d'ordre anatomique, déjà signalée. La conséquence première de la néoformation tuberculeuse dans le rein est l'oblitération des cavités labyrinthiques contiguës. Le foyer bacillaire parenchymateux, dès son apparition, s'entoure d'une zone d'infiltration embryonnaire, d'abord, d'une barrière conjonctive ensuite, dans lesquelles tous les tubulis ont disparu : il n'y a plus de voies urinaires perméables autour du tubercule. Cette réaction de défense et d'enkystement, souvent précoce, semble peu favorable à la pénétration des bacilles dans les tubes urinifères.

De cette analyse, on est donc en droit de conclure que la diffusion des bacilles par les voies tubulaires n'est ni fréquente, ni même certaine ; et que ce mécanisme ne suffit pas pour expliquer la genèse de toutes les lésions bacillaires secondaires, émanées du foyer tuberculeux primitif.

2. — *Théorie lymphogène.* — Sur cette question de la pathogénie des lésions tuberculeuses accessoires et secondaires qui compliquent souvent la lésion primaire et principale de la Tuberculose rénale chronique, la théorie lymphogène, jusqu'ici, est restée muette.

On peut cependant la mettre à l'essai et voir si, mieux que les autres théories dont l'insuffisance est manifeste, elle est capable de nous rendre compte de la genèse de ces lésions. Voyons donc si les faits d'observation, et le raisonnement, lui sont favorables, ou contraires.

Il n'est pas illogique de penser tout d'abord que, dans le rein comme ailleurs, le système conjonctivo-lymphatique est la voie commune par où se diffuse l'infection tuberculeuse. C'est là une conception générale familière aux histologistes qui ont le plus et le mieux étudié la tuberculose dans ses diverses localisations. Un fait d'observation de constatation facile, frappant par sa netteté, vient à l'appui de cette induction : ce fait anatomique est fréquent, presque constant même, dans des conditions bien déterminées.

Quand on examine méthodiquement les coupes axiles des reins atteints de tuberculose pyélitique, on constate ceci : *la tuberculose infiltrée du calice*, à début sinusal, s'accompagne et se complique souvent de *lésions bacillaires typiques, folliculaires, disséminées ou agminées*, qui siègent dans la *colonne conjonctivo-vasculaire interlobaire adjacente.* Ces lésions sont en rapport de voisinage immédiat avec les parois des gros vaisseaux, artères et veines interlobaires ; elles sont périvasculaires, et siègent donc, probablement, dans les gaines lymphatiques elles-mêmes. Elles sont fréquentes déjà, dès le début de l'ulcération sinusale juxta-papillaire.

Plus tard, à la période d'état, ces lésions columnaires interlobaires sont grossières, visibles au plus faible grossissement, ou à l'œil nu même, sur les coupes bien orientées ; et elles ont une disposition nettement ascendante. En bas, au point où le paquet vasculaire quitte la graisse du sinus pour pénétrer la colonne de Bertin, ce sont de gros tubercules massifs agglomérés ; plus haut, des granulations distinctes, toujours périvasculaires ; plus haut encore, enfin, au niveau de la voûte et dans la corticale, ce sont des follicules initiaux. Disséminés dans le labyrinthe, ils se répartissent, discrets ou abondants, dans le territoire de distribution des vaisseaux interlobaires correspondants. Ces faits sont de constatation facile, évidente : ils sont presque constants dans la tuberculose pyélitique avancée.

On peut donc affirmer que c'est par les voies conjonctivo-vasculaires, suivant les artères interlobaires et par les *gaines lymphatiques périvasculaires* par conséquent, que se font la propagation et la dissémination, nettement ascendantes, des lésions tuberculeuses secondaires de l'écorce, émanées des foyers primitifs du calice, *dans la tuberculose à Forme pyélitique.*

Les notions anatomiques récemment précisées, sur le mode de division le plus fréquent, et sur le trajet le plus habituel des artères interlobaires, font comprendre aisément la possibilité fréquente des lésions conjonctivo-lymphatiques ascendantes, périvasculaires, interlobaires, consécutives à la tuberculose caliçaire sinusale.

L'artère interlobaire, en effet, dans le plus grand nombre des reins, se divise dans le sinus rénal même avant d'aborder l'organe, et chacune de ses deux branches de division vient côtoyer la paroi du calice à son insertion, pour s'engager entre la pyramide et la colonne de Bertin, et monter, en suivant ce trajet latéro-pyramidal, jusqu'à la voûte vasculaire.

Ce mode de division bi-lobaire, qu'on peut considérer comme normal à cause de sa fréquence, favorise donc, par les rapports intimes qu'il assure entre l'artère et le calice, la propagation ascendante, périvasculaire, lymphatique, interlobaire, des lésions pyélitiques au parenchyme rénal.

Ces lésions tuberculeuses parenchymateuses secondaires et ascendantes peuvent prendre, parfois même, une telle importance, qu'elles créent une forme mixte anormale. Dans la forme mixte habituelle, nous l'avons vu, ce sont des lésions pyélitiques accessoires et jeunes qui s'associent à des lésions parenchymateuses principales et anciennes. Ici on observe l'inverse : lésions pyélitiques avancées, caverneuses, compliquées de lésions parenchymateuses relativement récentes, granulations, nodules, noyaux, et cavernules fermées, réunies dans un même lobe. Ici, les lésions parenchymateuses secondaires ascendantes, discrètes sans doute, ont pu évoluer jusqu'à devenir un trait caractéristique dans le tableau pathologique. Bien que rare, cette forme mixte insolite devait être signalée et interprétée (voir Pl. V, B, 3, page 103).

Si donc la théorie lymphogène ne peut pas être encore proposée sans réserves, comme explication des lésions primitives du calice, caractéristiques de la forme pyélitique de la Tuberculose rénale chronique, on peut affirmer du moins ceci que : Les lésions primitives caliçaires une fois constituées, c'est bien par les voies lymphatiques périvasculaires interlobaires que s'étend et se propage dans le parenchyme rénal l'infection bacillaire secondaire.

Toutes les lésions secondaires de l'écorce qu'on peut observer dans la forme pyélitique ne relèvent pas, cependant, de ce mécanisme commun : l'ascension périvasculaire interlobaire par les voies conjonctivo-lymphatiques. Les vaisseaux sanguins, eux aussi, peuvent être les vecteurs directs de l'infection corticale seconde. Dans les gros troncs interlobaires artériels et veineux, entourés de nodules et de traînées folliculaires ascendantes, des lésions pariétales peuvent aisément se produire. L'artérite ou la phlébite tuberculeuse, par le mécanisme de la thrombose simple ou compliquée d'embolie bacillifère, pourra donc déterminer, dans le territoire de distribution du vaisseau, l'infarctus banal, primitivement ou secondairement tuberculeux. Ces lésions corticales secondaires, massives et segmentaires, d'origine vasculaire directe, ont été bien décrites : elles ne sont ni exceptionnelles, ni difficiles à reconnaître.

En somme, plus on étudie, sur les coupes histologiques totales, dirigées du centre à la capsule et bien orientées, les lésions tuberculeuses diverses, et d'âge différent, réunies dans un même lobe rénal, mieux on est amené à cette conviction : que l'extension et la dissémination de l'infection bacillaire, in situ, se font généralement par les voies conjonctivo-lymphatiques, parfois par les voies vasculaires sanguines. On arrive, par contre, à restreindre d'autant le rôle joué par la migration des bacilles dans les tubulis, suivant ou contre le courant urinaire, pour expliquer la genèse des lésions tuberculeuses, secondaires et accessoires, émanées des foyers rénaux primitifs ; que ces foyers soient parenchymateux ou pyélitiques.

C'est du moins, à mon sens, de ce point de départ et suivant cette idée qu'on pourra étudier désormais avec le plus de fruit les lésions bacillaires secondaires du rein tuberculeux, pour arriver à en saisir l'origine, et à en prouver le mécanisme pathogénique.

b) Lésions secondaires et accessoires banales. — Celles-ci ne peuvent nous retenir longtemps : l'énumération que nous en avons fait plus haut au chapitre de l'anatomie pathologique, implique déjà leur pathogénie. En outre, les interprétations qu'on peut en proposer, bien que vraisemblables, ne sont encore qu'hypothétiques, sans preuves suffisantes.

Ces lésions banales, néphrites de types divers, sont, les unes segmentaires, c'est-à-dire localisées au pourtour des foyers tuberculeux principaux, lobaires comme eux, et sous leur dépendance directe ; les autres éloignées, diffuses, disséminées dans les parties respectées du rein tuberculeux, sans lien évident avec ces foyers.

1. — *Lésions segmentaires péorituberculeuses.* — L'analyse histologique en distingue deux sortes : les mécaniques et les inflammatoires.

a) Les lésions *mécaniques* ne manquent jamais dans la partie de rein qui recouvre une lésion centrale. Constamment, au-dessus de la caverne, on constate à la fois la dilatation des tubes contournés, suivie de la régression de leur épithélium différencié, vers l'état banal ; et l'hypertrophie de la trame conjonctive. Ces lésions segmentaires sus-caverneuses, identiques à celles que produit la ligature expérimentale de l'uretère, relèvent, comme elles, de la distension, par rétention. L'obstacle mécanique est évident : le foyer tuberculeux, noyau cru, ou caverne, a oblitéré ou détruit les voies d'excrétion médullaires ; la sécrétion corticale est retenue.

b) Les lésions inflammatoires, fréquentes elles aussi sur le même terrain, s'associent aux lésions mécaniques en proportions variables ; si bien que la part qui revient à chacun des deux processus, dans chaque pièce, est souvent difficile à fixer. L'infiltration parvi-cellulaire, leucocytaire, mono ou polynucléaire, est la marque commune de l'inflammation aiguë ou subaiguë ; discrète ici, là confluente, en traînées rayonnantes ou en îlots sous-capsulaires, dont le centre, dégénéré et vacuolaire, figure un véritable abcès miliaire microscopique.

c) *Dilatation et inflammation* combinées aboutissent à une forme de Néphriteérituberculeuse, *Néphrite mixte oblitérante* qui est typique. Le labyrinthe est détruit, partiellement ou totalement oblitéré. Sur un fond scléreux, des îlots et des traînées informes de petites cellules rondes ou polygonales, à gros noyau rond, à protoplasma pauvre et peu différencié, sont les vestiges des tubes contournés. Ces cellules épithéliales, dégénérées et régressées, sont difficiles à distinguer des éléments conjonctifs proliférés, et des leucocytes diapédés, qui les entourent. Seuls les glomérules persistent, scléreux, imperméables, le plus souvent réduits à l'état de boules fibreuses, hyalines, stratifiées. Cette oblitération labyrinthique, dont il est aisé de suivre les phases progressives, est la lésion constante et caractéristique des néphrites segmentaires sus-caverneuses : il ne semble pas douteux que les deux processus, le mécanique et le dynamique, s'associent pour la produire.

Hors de ce tableau banal, il faut placer les lésions segmentaires coniques, dégénératives, à bordure hémorragique, dont la pathogénie n'est pas discutable : ce sont les infarctus simples, relevant de lésions vasculaires centrales interlobaires.

2. — *Lésions à distance, disséminées et diffuses.* — Celles-ci, à l'inverse des précédentes, ne sont nullement constantes. Ce ne sont que des complications dont la fréquence est mal fixée, l'importance mal connue. Il n'est pas rare de constater, dans un rein tuberculeux à lésions anciennes localisées, uni ou bipolaires par exemple, l'inté-

grité complète du reste du parenchyme, qui est seulement hypertrophié.

Ces lésions sont celles, diverses, des néphrites, dites tuberculeuses : dégénérescence amyloïde ; ou néphrites, épithéliales et interstitielles, folliculaires ou non. Elles siègent soit dans les parties du rein malade respectées par le bacille, soit dans le rein adelphe, encore indemne de tuberculose. Leur pathogénie, très étudiée, est encore contestée. Néphrites toxiques pour les uns, qui s'appuient sur les arguments expérimentaux, elles sont dues à l'élimination des toxines bacillaires solubles ou adhérentes. Elles résultent, pour les autres, de l'action directe du bacille de Koch, capable de traverser le rein pour apparaître dans les urines, sans y avoir laissé le tubercule, qui reste cependant sa signature habituelle.

Ces néphrites tuberculeuses ne sont pas toujours des lésions étendues ou diffuses, sous toutes leurs formes. On rencontre, en effet, dans certains reins, loin des tubercules typiques, des îlots plus ou moins bien circonscrits, dans lesquels les cellules épithéliales des tubulis ont subi en masse une sorte de dégénérescence vitreuse ; le stroma conjonctif restant cependant indemne de toute réaction inflammatoire. Fusionnés à l'intérieur des tubes contournés ou droits, en un bloc arrondi ou ovalaire, hyalin, ou finement granuleux mal coloré, auquel les noyaux persistants, fortement teintés, forment une couronne périphérique, ces épithéliums tubulaires dégénérés figurent, grossièrement, d'énormes cellules géantes. Ce sont de fausses cellules géantes, d'origine tubulaire, qu'aucune réaction folliculaire n'entoure, et qu'il faut savoir distinguer des vraies, toujours encadrées par une bordure épithélioïde ou embryonnaire. C'est à cette forme de néphrite épithéliale vitreuse massive, en foyers, que s'appliquerait le plus justement peut-être l'épithète de Toxique, et la pathogénie qu'elle comporte.

En résumé, dans chaque cas particulier, une analyse histologique minutieuse est nécessaire, qui permet seule de caractériser et d'étiqueter la néphrite, qu'elle soit segmentaire ou diffuse. Dilatation et atrophie régressive d'ordre mécanique, consécutive à l'oblitération des voies d'excrétion médullaires ; inflammation chronique scléreuse, ou subaiguë, ou aiguë, allant jusqu'à la suppuration, qui relève de l'action directe des microbes, bacilles de Koch ou microbes pyogènes associées ; dégénérescences vraisemblablement d'origine toxique, c'est-à-dire microbiennes encore, mais indirectement : tels sont les divers processus qui s'associent pour produire les lésions complexes des néphrites *paratuberculeuses*. Ce sont là seulement les données d'un problème anatomo-pathologique, dont la solution doit rester, dans bien des cas encore, hypothétique et conjecturale.

***

Points spéciaux de pathogénie. — Après cette revue méthodique des lésions multiples, primitives et principales, secondaires et accessoires, qui caractérisent les formes de la Tuberculose rénale chronique, envisagées du point de vue pathogénique, il s'en faut encore que le sujet soit épuisé. Le rein tuberculeux chronique nous présente encore d'autres problèmes pathogéniques particuliers, d'un grand intérêt et non résolus : j'en indique deux seulement.

1° *L'oblitération des voies d'excrétion ; sa nature et sa pathogénie.* — Le fait anatomique est certain et constant. A la destruction totale d'un lobe rénal par une caverne, correspond, dans la forme parenchymateuse du moins, l'oblitération complète du calice correspondant, après son rétrécissement graduel : cette lésion des voies d'excrétion est la cause de *l'exclusion partielle.* A la destruction totale du rein par transformation kystique caséeuse, terme commun de la forme parenchymateuse laissée à son évolution naturelle, correspond l'oblitération complète du bassinet et de l'uretère, cause de *l'exclusion totale.*

Ce fait dont l'importance peut d'abord paraître secondaire, il faut le tenir au contraire pour capital. Il est, peut-être, la clef d'un problème essentiel de pathogénie. On peut discuter sur son interprétation ; il faut donc en étudier avec soin les particularités concrètes, anatomiques.

Il y a relation constante entre la lésion rénale et celle des voies d'excrétion : c'est donc, vraisemblablement, un rapport de cause à effet qui unit l'une à l'autre. De quelle nature est ce rapport? Quelle a été primitive ou secondaire, de la lésion rénale destructive, ou de la lésion caliçaire oblitérante ; ou bien sont-elles simultanées et parallèles? Toutes ces hypothèses ont été produites ; mais je ne crois pas qu'actuellement encore, un seul argument décisif permette de choisir entre elles pour affirmer l'une ou l'autre. Sans entrer ici dans une discussion qui resterait stérile, je pense que, du moins dans la forme parenchymateuse primitivement fermée de la Tuberculose rénale chronique, la lésion sténosante du calice est *secondaire* à celle du lobe rénal ; qu'elle en est la conséquence et non la cause ; qu'elle se développe secondairement et parallèlement à elle.

Quels que soient la place et le rôle qu'on lui assigne dans l'évolution naturelle de la lésion rénale vers l'exclusion, on peut étudier, objectivement, les caractères histologiques de cette lésion oblitérante du calice et du bassinet.

Ici, du moins, il y a des faits d'observation constant, et auxquels il faut se tenir. Le rétrécissement graduel qui aboutit à l'oblitération est certainement de nature inflammatoire : tout le prouve. Constamment, il y a disparition, destruction totale de la muqueuse du calice, et cicatrice fibreuse centrale. Constamment encore, à cette inflammation pariétale sténosante d'abord, oblitérante ensuite, s'ajoute une inflammation extra-pariétale périphérique, inflammation chronique scléreuse, dont la marque indiscutable est la formation du peloton fibro-adipeux hypertrophique, aux dépens des tissus conjonctifs du sinus. Et ce qui est vrai d'un calice dans l'exclusion partielle, est vrai encore du bassinet dans l'exclusion totale : la scléro-adipose sinusale est constante. L'oblitération des voies d'excrétion ne peut donc être attribuée à un simple processus atrophique.

La destruction totale du lobe rénal, a-t-on dit, tarissant

complètement la sécrétion urinaire, entraînerait d'abord le rétrécissement, puis la disparition du calice devenu inutile, par suppression de sa fonction. Cette conception théorique, qui a été soutenue, ne peut s'appuyer sur aucun fait analogue dans la pathologie générale ; et elle est contredite par l'observation anatomique, qui prouve l'existence de la calicite oblitérante, avec disparition de la muqueuse, et cicatrice centrale. La suppression de fonction, si elle agit ici, ne peut être qu'adjuvante du processus inflammatoire essentiel.

Quelle est la nature de cette inflammation certaine des voies d'excrétion? Est-elle simple ou tuberculeuse? Les deux hypothèses sont recevables. On peut concevoir une inflammation banale de la muqueuse du calice et du bassinet, causée par le passage d'une urine bacillifère et toxique. On peut admettre, aussi bien, une lésion bacillaire de la muqueuse ; lésion superficielle, discrète et bénigne, capable d'évoluer vers la cicatrisation oblitérante, à l'aide de la sclérose périphérique. Les faits précis d'observation manquent encore pour trancher la question.

Enfin, des deux inflammations, celle de la paroi ou celle du tissu conjonctif sinusal, qui l'accompagne toujours, on peut se demander quelle fut la primitive : celle de la muqueuse caliçaire, sans doute. Il ne faut pas nier cependant la possibilité d'une inflammation chronique primitive du tissu conjonctivo-adipeux péripyélitique, à marche sténosante progressive. Elle pourrait être la conséquence directe et première de ces lymphangites tuberculeuses qu'admet la théorie lymphogène. Quelques constatations histologiques, encore insuffisamment nombreuses, me permettent, dès aujourd'hui, de hasarder cette hypothèse.

2° *Les infections secondaires ; leur nature et leur rôle.* — Ce point important de pathogénie demande lui aussi des recherches complémentaires. Nous savons que l'infection secondaire existe. Nous possédons déjà des documents intéressants sur sa fréquence, les conditions de son apparition et quelques-uns de ses modes les plus communs. Cependant, jusqu'ici, les observateurs se sont attachés surtout à l'étude, plus facile, des microbes aérobies, négligeant les anaérobies dont on peut cependant supposer la présence dans le pus bacillaire du rein. C'est là une large lacune dans nos connaissances. L'étude méthodique des anaérobies, quand elle aura été menée à bonne fin, modifiera peut-être, dans une certaine mesure, nos opinions actuelles sur les infections secondaires du rein tuberculeux ; sur leur fréquence et leur importance.

Malgré ce défaut de l'observation, nous sommes cependant en droit de penser, dès maintenant, que l'infection secondaire joue un rôle pathogène, accessoire sans doute, mais actif, dans la tuberculose du rein ; qu'elle exerce une certaine influence sur la marche, l'évolution et la terminaison des lésions bacillaires, de celles du rein, comme de celles des voies d'excrétion : qu'elle peut faire varier leur pronostic, en ajoutant à leur gravité.

Cette infection secondaire est-elle plus rare dans la forme parenchymateuse fermée : plus fréquente dans la forme pyélitique ouverte? On peut le supposer, sans être en droit de l'affirmer encore. En effet, l'infection banale secondaire du rein tuberculeux peut se produire tout aussi bien, descendante, par la voie circulatoire, qu'ascendante, par la voie urogène.

Cependant, la combinaison possible de ces deux processus pathogéniques rend probable la plus grande fréquence de l'infection secondaire dans la forme pyélitique ouverte, où les lésions uretéro-vésicales sont la règle. C'est à elle, peut-être, que cette forme doit, en partie, sa particulière gravité. La présence des microbes pyogènes ou nécrosants, ajoutant leurs effets nocifs à ceux du bacille de Koch, expliquerait cette marche progressive des lésions ulcéreuses, cette abondance de la suppuration prolongée dont le terme est la phtisie rénale, dans cette forme de tuberculose. L'infection secondaire serait ainsi la cause de la malignité, de l'incurabilité relative de la Forme pyélitique ouverte de la Tuberculose rénale chronique.

Ce qu'on peut affirmer, du moins, c'est que les microbes pyogènes d'infection secondaire jouent un rôle important, dans la genèse des lésions inflammatoires banales, accessoires, qui compliquent souvent les lésions tuberculeuses principales, dans le rein. C'est à leur action, probablement, qu'il faut rapporter, pour une part, l'inflammation chronique sclérosante. C'est d'eux certainement que relèvent ces lésions aiguës de néphrite rayonnante suppurée, ces abcès miliaires en traînées et en îlots, qui ont été confondus parfois, dans le rein tuberculeux, avec des granulations jeunes, lésions de diffusion bacillaire ascendante.

D'après mon observation personnelle, je suis porté à conclure, avec d'autres, comme il suit. L'infection secondaire est rare, sinon exceptionnelle, dans la tuberculose chronique limitée au rein, et laissée à son évolution naturelle. Dans ces conditions, le bacille de Koch reste, pendant longtemps, seul présent dans le sédiment urinaire pathologique. Dans ces cas, lorsqu'on ne peut réussir à le déceler dans les urines, la pyurie, dite aseptique, garde la valeur d'un signe presque pathognomonique. L'infection pyogène banale, au contraire, est fréquente dans les cas de bacillose urinaire généralisée, totale ; dans ces cas anciens, surtout, qui ont été soumis à des explorations chirurgicales répétées, ou à des traitements uréthro-vésicaux prolongés.

Il faut bien se garder d'ailleurs de conclure à l'infection secondaire du rein par la seule constatation de microbes banals dans l'urine vésicale. Souvent, une infection atteint la vessie, qui respecte le rein. Et cette intégrité du rein peut persister longtemps, malgré l'infection vésicale intense. C'est ce que démontre l'étude parallèle des pus rénaux, prélevés à la néphrectomie, et de l'urine vésicale, recueillie avant l'intervention.

§ 3. — Résumé et conclusion des inductions pathogéniques.

Est-il possible de conclure par une formule précise cette discussion critique? Et chacune des formes anatomiques de la Tuberculose rénale chronique peut-elle être, dès maintenant, caractérisée par une épithète qui affirme son mode pathogénique? La tentative est prématurée. Donc, le schéma suivant, qui résume les phases successives du processus dans chacune des Formes, ne peut être présenté que sous toutes réserves.

1° Tuberculose parenchymateuse primitivement fermée. — Infection bacillaire sanguine ; tubercule primitif intraparenchymateux d'origine hématogène ; nodule, noyaux inclus ; caverne parenchymateuse fermée.

2° Tuberculose pyélitique primitivement ouverte. — Infection bacillaire du système lymphatique général, d'origine variable, à porte d'entrée sus ou sous-ombilicale ; adénite tuberculeuse lombo-aortique, par infection descendante ou ascendante ; lymphangite récurrente des troncs rénaux jusqu'au hile ; tubercules primitifs de la paroi du calice à son insertion, résultat de l'infection lymphatique propagée par contiguïté de dehors en dedans ; ulcération caliçaire sinusale ; cavernule latéro-papillaire ; caverne médullaire primitivement ouverte.

3° Formes mixtes. — Elles sont dues à des lésions secondes émanées du tubercule primitif.

1. — *Forme commune* (Tuberculose parenchymateuse primitive et principale ; tuberculose pyélitique secondaire et accessoire).

Foyer parenchymateux hématogène primitif ; lymphangite descendante des troncs efférents jusqu'au sinus ; infection secondaire exogène du calice, soit directe, soit indirecte par l'intermédiaire de l'adénite tuberculeuse lombaire et de la lymphangite récurrente : foyer pyélitique secondaire.

2. — *Forme rare* (tuberculose pyélitique primitive et principale ; tuberculose parenchymateuse secondaire et accessoire).

Ulcération pyélitique primitive lymphogène ; infection tuberculeuse ascendante interlobaire, par les voies conjonctivo-lymphatiques ou vasculaires sanguines : foyers corticaux secondaires.

D'où les deux épithètes additionnelles proposées : *hématogène* pour la forme parenchymateuse, *lymphogène* pour la forme pyélitique.

La même épithète, *lymphogène*, s'appliquerait également aux lésions tuberculeuses secondaires et accessoires, diffusées des foyers primitifs principaux ; aux plus fréquentes et aux plus importantes de ces lésions, tout au moins.

Ce schéma, si on veut bien ne le considérer que comme une conception provisoire et d'attente, peut être utile pour orienter et conduire les recherches ultérieures.

CHAPITRE II

DÉDUCTIONS CLINIQUES

Elles sont plus faciles, plus sûres et plus utiles, à la fois, que les inductions pathogéniques qui précèdent : quelques-unes, même, peuvent être présentées comme certaines.

Il est logique de penser que deux formes anatomiques de lésions, si nettement distinctes et comme opposées par tous leurs caractères, doivent se traduire par des symptômes cliniques différents, et qu'elles pourraient être distinguées l'une de l'autre par ces symptômes mêmes.

I. — Tuberculose parenchymateuse primitivement fermée

On peut bien avancer que, tant que le tubercule parenchymateux existe seul et reste inclus, il ne se traduit par aucun symptôme pathognomonique. Le foyer, vite enkysté par une barrière fibreuse, est sans communication directe avec les voies d'excrétion. Il ne peut verser dans les urines ses produits de désintégration ; il n'existe donc aucun sédiment urinaire caractéristique. De la lésion rénale fermée, l'infection bacillaire ne se propage pas facilement aux voies urinaires inférieures : l'uretère et la vessie restent indemnes de tubercules descendants secondaires. Donc, les symptômes vésicaux douloureux, si caractéristiques, font défaut. Ainsi la lésion rénale incluse, si importante qu'elle soit, ne se traduit par aucun signe clinique constant, ni certain.

L'observation minutieuse du malade peut relever cependant, même dans cette forme parenchymateuse fermée, quelques indices dont l'ensemble prend une certaine valeur. Une douleur lombaire, plutôt pesante et sourde qu'aiguë, avec irradiations le long de l'uretère ; une sensibilité que peut réveiller la palpation de ce conduit aux points les plus accessibles ; quelques troubles réflexes passagers du côté de la vessie, pollakiurie ou cystalgie ; enfin, un léger sédiment urinaire, banal d'ailleurs, composé d'hématies, de rares leucocytes, d'épithéliums et de cylindres, sans bacilles ; sédiment symptomatique, comme l'albuminurie légère qu'il accompagne, de poussées passagères de néphrite congestive perituberculeuse, sont les plus fréquents de ces *petits signes*. Combien souvent, en l'absence d'antécédents suspects, de l'habitus caractéristique, et d'altérations notables de la santé générale, capables d'orienter le diagnostic vers la bacillose, ces signes mêmes n'ont-ils pas contribué à égarer le diagnostic? Combien de ces tuberculoses parenchymateuses fermées n'ont-elles pas été prises pour des albuminuries simples de causes diverses, symptomatiques de néphrites légères, à frigore, ou calculeuses, ou toxiques, ou infectieuses même, et traitées comme telles ? Bien des faits cliniques permettent cette induction.

Donc, à son début et plus tard encore, la tuberculose parenchymateuse fermée est cliniquement *fruste*. Il est certain qu'elle peut évoluer longtemps, et même jusqu'à son terme, avec ce caractère, sans être reconnue.

Il n'en sera peut-être pas toujours ainsi ; déjà, l'étude patiente et répétée des urines, par l'examen direct et surtout par l'inoculation, peut, dans quelques-uns de ces cas, donner le diagnostic, en révélant l'infection bacillaire. La radioscopie et la radiographie, en progrès rapides aujourd'hui ; les réponses positives données par les tuberculeux aux divers réactifs spécifiques employés en injections cutanées et sous-cutanées, la réaction de l'antigène, rendront bientôt peut-être, possible, le diagnostic de cette forme, pour l'observateur attentif.

Mais on est en droit de conclure encore aujourd'hui en disant : la forme parenchymateuse fermée de la Tuberculose rénale chronique est une forme cliniquement *latente ;* elle peut évoluer longtemps avec ce caractère ; et en fait, elle est, très souvent encore, absolument méconnue par le clinicien, dans les conditions de l'observation courante.

II. — Tuberculose pyélitique primitivement ouverte

Il en est autrement ici ; et cette forme se distingue par des caractères tout opposés.

Dès les premiers stades de la maladie, dès les premières

malade meurt d'anurie. Le rein enlevé ne présente que des lésions des calices, lésions ouvertes, récentes. A l'autopsie, le rein laissé en place, et non senti au palper, apparaît profondément lésé : c'est le petit rein kystique caséeux total, avec oblitération uretérale, forme atrophique ultime de la tuberculose parenchymateuse fermée ; c'est un rein exclus détruit, supprimé depuis longtemps.

Des observations de ce genre ont été publiées autrefois. N'est-il pas permis de penser, avec quelque expérience des choses médicales, que d'autres cas semblables sont restés inédits, réservés par leurs auteurs responsables? Ces désastres ne se voient plus guère aujourd'hui. Le chirurgien qui, en présence d'une bacillose urinaire, constate au cystocope et au cathéter l'oblitération d'un ostium uretéral, ou l'absence de sécrétion d'un côté, s'abstient, prudemment.

Cette seconde preuve est de même ordre que la première et aussi forte : les deux réunies établissent que la tuberculose parenchymateuse fermée est une forme cliniquement latente, souvent méconnue, et pendant longtemps. Les faits de ce genre, tuberculoses de forme mixte typique, montrent, sans conteste, que, très fréquemment, l'évolution de la Tuberculose rénale chronique se fait en deux temps : et que la première phase, tuberculose parenchymateuse fermée, latente, a précédé de longtemps la seconde, tuberculose pyélitique ouverte, patente, qui a permis le diagnostic, et entraîné l'intervention.

Après ces considérations pathogéniques et cliniques qui complètent le parallèle anatomique établi plus haut entre les deux formes typiques de Tuberculose rénale chronique, leurs dénominations complétées pourraient s'écrire comme il suit :

Forme I : tuberculose parenchymateuse primitivement fermée, hématogène (?) latente.

Forme II : tuberculose pyélitique primitivement ouverte, lymphogène (?) patente.

Seuls de ces qualificatifs, les deux qui ont trait à la pathogénie doivent être encore accompagnés d'un point d'interrogation.

***

Certains faits cliniques encore, frappants et de notion vulgaire, doivent être rappelés, dont on peut trouver l'explication dans les notions anatomiques qui précèdent.

Tous les cliniciens qui ont suivi des cas de Tuberculose rénale chronique, localisée au rein seul et abandonnée à son évolution naturelle, ou médicalement traitée, ont pu observer la disparition du sédiment urinaire pathologique et le retour à la normale de l'urine purulente bacillifère. Cette disparition du pus peut être passagère, intermittente, ou définitive ; et l'éclaircissement de l'urine relatif ou complet.

Comment doit-on comprendre ces modifications notables des urines au cours de la Tuberculose rénale chronique, et quelle peut être leur cause?

La disparition complète et définitive du sédiment purulent bacillaire et le retour absolu, durable, de l'urine, à l'état normal, ne peuvent s'expliquer que par la cicatrisation, ou du moins par l'exclusion totale d'une lésion tuberculeuse unique du rein.

Les intermittences de la pyurie comportent au contraire plusieurs interprétations. Des lésions ouvertes s'excluent, ou se guérissent par cicatrisation fibreuse, qui sont suivies à plus ou moins longue échéance par d'autres lésions tuberculeuses secondes, soit sur le même rein, soit sur le rein du côté opposé ; lésions ouvertes, primitivement ou secondairement, et qui ramènent la pyurie.

Des lésions ouvertes, en cours d'exclusion par rétrécissement graduel du calice, peuvent encore fournir, périodiquement et par intermittences, des décharges purulentes. Les faits anatomiques décrits plus haut mettent hors de doute ces oblitérations virtuelles, par rétrécissement caliçaire ; au moins dans la forme parenchymateuse secondairement ouverte.

A ces intermittences de pyurie, succède parfois cet éclaircissement définitif et complet des urines, qui prouve l'oblitération du pertuis et affirme l'exclusion réelle de la lésion.

Il est à peine utile de faire remarquer que ces faits d'observation clinique, relatifs aux modalités de la pyurie bacillaire, n'ont une valeur séméiologique réelle que dans les cas où les lésions bacillaires sont strictement limitées au rein. En effet, des lésions tuberculeuses suppuratives et ulcéreuses des voies inférieures, de la vessie ou de la prostate, peuvent faire varier l'abondance de la pyurie, simuler même des intermittences, et donner le change.

CHAPITRE III

DÉDUCTIONS THÉRAPEUTIQUES
CURABILITÉ DE LA TUBERCULOSE RÉNALE CHRONIQUE

Les considérations cliniques qui précèdent, et ces dernières surtout, nous amènent tout naturellement à aborder cette question : *La curabilité de la Tuberculose rénale chronique.*

On ne peut traiter de tuberculose rénale, même du point de vue restreint de l'anatomie pathologique, sans venir se heurter au problème de la curabilité spontanée des tubercules du rein, abandonnés à leur évolution naturelle. Il fait partie intégrante du sujet : il en est comme la conclusion nécessaire.

Cette conclusion est importante entre toutes et d'une utilité immédiate, car elle est grosse de conséquences pratiques. En effet, suivant qu'on résoudra par l'affirmative ou la négative la question de la curabilité spontanée de la Tuberculose rénale chronique, la thérapeutique de cette maladie meurtrière prendra, dans l'avenir, telle ou telle orientation différente.

C'est bien pourquoi cette question de la curabilité de la

Tuberculose rénale chronique reste une question d'actualité, vivement controversée, irritante même, comme il appert de tout ce qui a été dit et écrit à son sujet.

Chaque année, chez nous du moins, cette question renaît périodiquement, toujours vivace, dans la Presse et devant les Sociétés. Et ce sont des discussions passionnées, souvent confuses, tournant dans le même cercle d'idées et de personnes. Ces discussions, qui mettent aux prises, dans un antagonisme anormal, médecins d'une part, chirurgiens de l'autre, ainsi divisés en deux camps adverses, ne semblèrent pas toujours inspirées par les seuls intérêts généraux de la science pure : elles parurent être gouvernées plutôt, quelquefois, par des considérations particulières, de rivalité pratique.

Les uns, s'appuyant sur des faits anatomiques rares, ou considérés comme tels, et sur des faits cliniques plus nombreux, mais de valeur discutable, affirment la réalité de la guérison de la Tuberculose rénale chronique : guérison purement spontanée, la maladie étant abandonnée à son évolution naturelle ; ou guérison obtenue après un traitement médical méthodique. Ceux-là traitent d'abord leurs malades, et cherchent à les guérir, sans les faire opérer.

Les autres, malgré ces faits, nient a priori, par principe, et comme au nom de la raison pure, cette guérison spontanée ou médicale de la Tuberculose rénale chronique. De cette négation, ils déduisent la nécessité absolue d'une thérapeutique chirurgicale active, radicale. Ils n'essaient pas de soigner leurs malades : ils les opèrent. Pour eux, l'exérèse de la lésion par la néphrectomie, aussi précoce que possible, est la règle de conduite constante, nécessaire, absolue, en présence de la Tuberculose rénale chronique.

L'entente ne se fait pas ; et nos discussions prolongées ne sont pas sans quelques conséquences fâcheuses : elles nous nuisent auprès du public, déjà fort averti. Les malades, en effet, ne distinguent pas entre nous. Tiraillés comme ils sont entre le médecin qui ne veut pas qu'on opère, mais qu'on soigne, et le chirurgien qui veut qu'on opère toujours et comme d'urgence, sans traitement préalable, ils commencent à nous écouter moins docilement. Le malade, lui, ne connaît qu'une thérapeutique : celle qui guérit le mieux, le plus sûrement, et au moindre prix de souffrances, de risques et d'argent. Or, nous lui en proposons deux ; dont chacune, suivant qu'il s'adresse à l'un ou à l'autre, lui est affirmée comme la seule bonne et prudente : on comprend l'hésitation et la défiance de quelques-uns.

Quand on examine, sous sa forme parfois excessive, le fond de la discussion, sans parti pris, et d'un point de vue désintéressé, on arrive à cette conviction : qu'il n'y a point ici en réalité de problème insoluble ; que tout repose sur un malentendu, résultat d'une question mal posée ; et que la solution, peut-être, serait facile, proche et satisfaisante si la question était posée nettement d'abord ; et si, surtout, des considérations non scientifiques n'intervenaient pas pour retarder l'entente.

Il faut, en effet, quand il s'agit de « Curabilité de la Tuberculose rénale chronique », distinguer, dès l'abord, entre deux ordres différents de faits et d'idées, pour les envisager séparément. La confusion qu'on en a fait jusqu'ici a entraîné cette imprécision du langage qui contribue à perpétuer la mésentente. Il y a ici en réalité deux questions bien nettement distinctes qui sont :

1° La curabilité d'une lésion tuberculeuse du rein envisagée isolément et en elle-même : curabilité anatomique, histologique, simple fait d'observation directe, qui peut comporter la certitude absolue.

2° La curabilité clinique d'un tuberculeux du rein, c'est-à-dire d'un malade porteur de ces lésions rénales multiples, diverses, successives et complexes, qui sont la règle dans la Tuberculose rénale chronique, sous sa forme la plus commune. C'est là un fait d'observation clinique ; partant jamais simple, et qui ne peut comporter qu'une certitude relative.

Ces deux questions, pour connexes qu'elles soient, doivent être cependant distinguées et étudiées à part ; car les faits et les arguments qu'elles invoquent ne sont pas de même nature, ni comparables entre eux.

La curabilité anatomique ne doit s'affirmer que sur des faits anatomiques, précis, certains, faciles à vérifier.

La curabilité clinique ne peut s'apprécier que par des faits cliniques, c'est-à-dire par des faits individuels, variables, dont l'observation n'a jamais une certitude absolue ;

faits qui restent objets d'appréciation personnelle, et permettent la discussion.

Il faut donc étudier méthodiquement la question, de ces deux points de vue différents ; et envisager successivement les faits anatomiques, d'une part, les faits cliniques, d'autre part.

§ 1er. — Curabilité anatomique des lésions tuberculeuses chroniques du rein

Il importe de préciser d'abord la signification du mot *guérison*, au point de vue anatomique. De toute évidence, ce mot ne peut impliquer la « restitutio ad integrum » ; c'est-à-dire la disparition absolue, sans traces persistantes, d'un tubercule rénal. Il s'agit ici d'une néoplasie caduque, vouée à la mort, lésion destructive qui entraîne nécessairement une perte de substance, plus ou moins considérable, dans le tissu qui lui a servi de matrice. Dans le rein, pas plus que dans le poumon, le tubercule ne peut guérir sans laisser de traces ; et ici, comme là, la trace du tubercule guéri sera, logiquement, une cicatrice fibreuse.

Or, des cicatrices se rencontrent, dans des reins tuberculeux, variables de siège, d'étendue, de forme et de structure. De ces cicatrices, on peut discuter l'origine, la nature et la signification. On ne doit les méconnaître ni les négliger, quand on cherche à résoudre, librement, la question controversée de la curabilité anatomique des tubercules des reins.

Je me suis borné à signaler ces faits dans l'exposé

anatomo-pathologique du début, réservant leur description pour ce dernier chapitre : ils y tiendront meilleure place, à titre d'arguments positifs, versés au débat.

Les cicatrices des reins tuberculeux

Les plus importantes sont celles de la surface, car elles sont faciles à reconnaître à la simple inspection extérieure de l'organe, et d'un aspect frappant : ce sont des *cicatrices corticales déformantes.*

1° **Grosses cicatrices polaires.** — Elles siègent aux pôles comme les lésions tuberculeuses dont elles sont, sans doute, le reliquat et la trace indélébile.

Le volume du pôle rénal est diminué, et sa forme générale modifiée. Au lieu de la saillie régulière et convexe de l'état normal, ou de la bosselure arrondie de la caverne pleine, c'est une dépression plus ou moins profonde et étendue qu'on rencontre : dépression large et superficielle, en placard, ou dépression étroite et abrupte, en fossé ou en cupule. Le fond en est le plus souvent irrégulier, grenu, comme chagriné, et la capsule épaissie y adhère intimement, comme fusionnée avec le tissu sous-jacent. Les bords, surélevés, sont interrompus par des incissures très marquées, qui se perdent, atténuées, en sillons superficiels, dans les tissus voisins. Ces incisures marginales séparent et dessinent des lobules irrégulièrement arrondis, bosselures pleines, de volume variable, dont la saillie encadre et limite la dépression cicatricielle. Constamment la cicatrice, à son fond et sur ses bords, présente une coloration foncée qui tranche sur la teinte plus pâle du rein normal ; noire, brune ou rougeâtre, cette coloration est la marque évidente d'une pigmentation hématique ancienne ou récente. Ce sont des cicatrices *déprimées*, *étoilées*, *pigmentées*.

A la coupe, on constate l'amincissement notable, ou même l'atrophie extrême du parenchyme rénal. Au point le plus déprimé, son épaisseur se réduit à quelques millimètres d'un tissu dense, dur, homogène, auquel fait suite immédiatement dans la profondeur la graisse fibreuse du sinus, trouée par la coupe des grosses artères centrales épaissies. Parfois, dans les parties adjacentes, le fond d'une caverne pyélitique ouverte s'avance jusqu'au voisinage du nodule cicatriciel.

La forme de ce nodule scléreux est variable. Le plus souvent il est pyramidal à base capsulaire, ailleurs il est irrégulièrement arrondi. Ses limites sont généralement bien accusées, et il tranche nettement, par sa consistance et sa coloration, sur les tissus, sains ou tuberculeux, qui l'entourent.

La structure, avec quelques variantes, est constamment la même. Le nodule est essentiellement formé de tissu conjonctif, à divers stades de développement ; ici, riche en cellules rondes et fusiformes, en amas confluents ; là, déjà fibrillaire ou même franchement fibreux. A son centre, on ne retrouve plus trace du labyrinthe : les tubes contournés ont complètement disparu. Seuls des glomérules persistent, totalement oblitérés, transformés en sphérules fibreuses hyalines, auxquelles des traînées concentriques de noyaux donnent une

PLANCHE VIII

LES CICATRICES POLAIRES DÉFORMANTES DANS LES REINS TUBERCULEUX.

1. Cicatrice polaire supérieure, déprimée, étoilée, pigmentée, vue de la face antérieure du rein.

2. Coupe verticale de ce pôle rénal, montrant le noyau fibreux cicatriciel sous-capsulaire et le degré de l'atrophie polaire.

Une caverne ancienne, incomplètement exclue, s'avance jusqu'au contact du nodule cicatriciel ; elle contient, dans son angle droit, une concrétion calculeuse. Rétrécissement caliçaire extrême avec fibro-adipose sinusale avancée ; exclusion virtuelle.

CHEV. Série Necker. Néphrectomie du 16 mai 1906. Albarran, Maison Dubois).

B (en haut, à droite).

1. Cicatrice polaire supérieure, déprimée, étoilée, pigmentée, empiétant sur le bord concave et s'avançant presque jusqu'au hile.
   Vue du bord interne concave ; hile avec fibro-adipose sinusale.
2. La même cicatrice, vue de la face antérieure du rein.
   Atrophie polaire considérable.

C. — *Coupe verticale de la cicatrice polaire représentée en B* (1 et 2).
Grossissement de 10 D.

Au centre, noyau cicatriciel polaire, total, allant de la capsule au sinus. En ce point, l'oblitération labyrinthique est complète, et seuls persistent des glomérules fibreux, atrophiés, tassés les uns contre les autres, englobés dans un tissu conjonctif scléreux, riche en cellules arrondies et fusiformes, traversé par des travées fibrillaires et fibreuses.

Au-dessous du nodule cicatriciel se rencontrent, immédiatement, les coupes des gros vaisseaux centraux, à parois épaissies et sclérosées ; et le nodule fibro-adipeux qui remplace le lobe disparu, jusqu'au bassinet.

En bas, à droite, coupe de la paroi caliçaire ; à gauche, formant la pointe de la figure, portion de colonne de Bertin, avec follicules tuberculeux.

A droite, la cicatrice polaire est bordée par une zone continue ascendante d'infiltration tuberculeuse jeune, nodulaire et folliculaire, atteignant la capsule ; en dehors, parenchyme rénal conservé, écorce et pyramide.

A gauche, parenchyme rénal conservé, cortical et médullaire.

Au niveau de la voûte, extrémité d'une caverne pyélitique ouverte.

(Série Saint-Michel, n° 307. Néphrectomie du 23 février 1914. Hôp. Saint-Joseph, Dr Genouville).

PLANCHE VIII

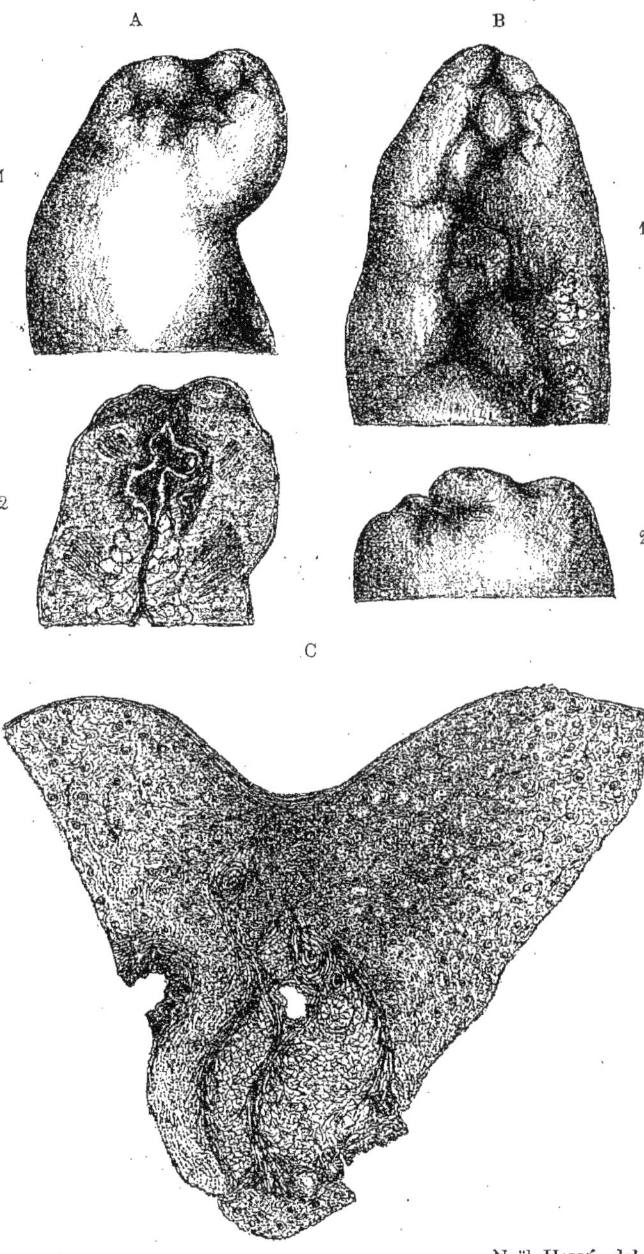

Noël Hallé, del.

apparence stratifiée. Disséminés irrégulièrement dans tout le bloc, ces glomérules fibreux sont souvent agglomérés en petits îlots, dans lesquels ils s'entassent jusqu'à être contigus ; disposition qui prouve l'atrophie locale rétractile, irrégulière.

Dans la base du nodule sous la capsule, à son pourtour, autour des gros vaisseaux du sinus qui le limitent en dedans, s'étendent parfois des nappes d'hémorragie interstitielle, diffuses, expliquant cette pigmentation de la surface et de la profondeur, qui est un des caractères saillants de la lésion. Il n'est pas rare de constater, dans cette zone pigmentaire périphérique et en dehors d'elle, une vascularisation excessive, qui encadre les nodules d'un réseau d'artérioles, de veinules et de capillaires dilatés.

Ainsi constitué, le nodule est un bloc de *néphrite scléreuse oblitérante*, parvenu au dernier période de son évolution atrophique. Et cette néphrite segmentaire est totale : entre la capsule épaissie et pigmentée, et la graisse du sinus, il n'y a pas autre chose que ce noyau de tissu scléreux, épais de cinq à dix millimètres : la substance médullaire fait entièrement défaut.

Il est difficile de refuser à une pareille lésion, sous-jacente à une dépression étoilée de la surface, le nom de « Cicatrice atrophique du rein. »

2° **Petites cicatrices corticales disséminées.** — A la surface du rein tuberculeux, on peut constater encore, fréquemment, des inégalités légèrement déformantes, qui se rapprochent naturellement, des cicatrices polaires profondes : elles semblent un degré moins avancé de la même lésion. Ce sont de petites dépressions peu marquées, des sillons irréguliers, des fissures entrecroisées, qui déterminent un aspect granuleux de l'écorce, sur une plus ou moins grande étendue. Les dépressions sont pigmentées, les parties saillantes plus pâles ; si bien qu'on pourrait croire à un îlot de granulations tuberculeuses jeunes sous-capsulaires. La coupe montre qu'il n'en est rien. Les dépressions correspondent à de petites bandes de tissu scléreux, plus ou moins épaisses, qui doublent la capsule : on n'y voit plus que quelques glomérules fibreux oblitérés. Les granulations saillantes sont formées de tissu rénal conservé, plus ou moins altéré. Comme elle en a l'aspect, la plaque granuleuse a donc la structure de celles qu'on rencontre dans les néphrites scléreuses banales, non tuberculeuses.

Sans qu'on puisse rien affirmer, on est en droit de supposer que ces îlots fibreux sous-capsulaires peuvent être, dans ces reins bacillaires, le reliquat de granulations tuberculeuses superficielles guéries par sclérose.

3° **Effondrements lobaires.** — D'autres déformations du rein tuberculeux, d'un caractère différent, méritent encore d'attirer l'attention. Ce sont des dépressions, plus ou moins profondes, mais toujours étendues, qui correspondent à tout un lobe rénal par exemple. A leur niveau, il n'existe aucune altération évidente de la surface de l'organe. Sous la capsule à peine épaissie, le tissu rénal a conservé son aspect lisse et sa coloration presque normale : c'est un simple effondrement local du rein.

Quand on étudie sur des coupes ces dépressions non cicatricielles de l'écorce, on constate ceci. Une zone de néphrite scléreuse atrophique, totale encore, remplace ici tout le parenchyme normal du lobe, de la capsule au hile. Le labyrinthe est oblitéré, et, seuls, des glomérules fibreux persistent ; au centre, parfois, on rencontre la coupe d'un petit îlot anhiste, creusé d'une cavité étoilée, fissurique, irrégulière, îlot enchâssé dans une capsule entièrement fibreuse qui l'isole. Ici encore, la graisse fibreuse du sinus, avec les gros troncs artériels hypertrophiés qu'elle enserre, fait suite directement au bloc de parenchyme scléreux déprimé.

On ne peut s'empêcher de penser, en présence d'une coupe ainsi constituée, que la lésion résulte de la rétraction cicatricielle d'une petite caverne parenchymateuse fermée ; que la néphrite scléreuse segmentaire totale a été le moyen de ce processus curateur ; dont le nodule anhyste, à capsule fibreuse, est la trace persistante.

4° **Nodules fibreux interstitiels, histologiques. — Tuberculose rénale à forme fibreuse.** — De ces faits macroscopiques, ou du moins faciles à reconnaître au plus faible grossissement sur les coupes, il faut rapprocher des constatations histologiques, moins probantes sans doute, intéressantes cependant.

Quand on multiplie les coupes du rein tuberculeux dans les parties d'écorce épargnées par les lésions bacillaires, on rencontre parfois des petits îlots fibreux interstitiels, bien limités, qui tranchent nettement sur les parties voisines du labyrinthe. Ils sont essentiellement constitués par deux ou trois glomérules hyalins totalement oblitérés, très rapprochés ou presque contigus, enchâssés dans un anneau de tissu fibreux pur : souvent, la coupe d'une artériole épaissie côtoie le petit bloc fibreux et y adhère. C'est dans la zone limitante, au voisinage des gros vaisseaux de la voûte, que ces lésions interstitielles s'observent le plus souvent : il y a là des nodules fibreux péri-vasculaires, dont les dimensions insolites, autant que la forme, retiennent l'œil de l'observateur.

Parfois encore, au centre de ces nodules circonscrits péri-vasculaires, ou au milieu des zones diffuses de néphrite scléreuse banale, on rencontre des îlots informes, des plages anhistes ou finement granuleuses, qui ne sont pas des glomérules, et dont il est aussi impossible de préciser l'origine, que d'affirmer la signification : ce peuvent être encore des reliquats de tubercules guéris.

Enfin, et ceci du moins est un fait d'observation certain, dans nombre de nodules ou de noyaux tuberculeux inclus du parenchyme rénal, on constate des lésions plus ou moins avancées d'enkystement fibreux. Au centre, c'est la masse de tissu vitro-caséeux, amorphe ou granuleux, en un bloc homogène ; autour de ce centre, se dispose une couronne irrégulière et interrompue de follicules plus ou moins typiques ; ou du moins de cellules géantes disséminées. Mais la zone d'investissement embryonnaire manque. Une

PLANCHE IX

PROCESSUS DE GUÉRISONS DANS LA TUBERCULOSE PARENCHYMATEUSE FERMÉE

Noyaux tuberculeux inclus, en voie de guérison, ou guéris par divers processus.

1. Un gros noyau caséeux inclus de l'écorce, au voisinage d'une caverne ouverte, en voie d'enkystement fibreux. Gross. : 3 D.

Une bande de tissu fibreux pur, fibrillaire, en forme de V à pointe centrale, entoure presque entièrement le bloc caséeux, fissuré à son centre.

A droite, paroi de la caverne contiguë, bordée d'une couche caséeuse épaisse, en nécrose, immédiatement doublée par la bande fibreuse.

A gauche, parenchyme rénal conservé, sclérosé, avec de petites dépressions corticales cicatricielles.

De très petits nodules, bien circonscrits, fortement colorés, se disséminent au pourtour du gros tubercule enkysté, et dans sa capsule fibreuse même ; formés de petites cellules rondes embryonnaires confluentes, sans follicules, ils ressortissent vraisemblablement à l'inflammation banale, et non à la bacillose.

En bas, à gauche, extrémité de la graisse sinusale.

(Collection de M. le Professeur Letulle. Série Boucicaut, n° 675).

2. Un petit tubercule enkysté de la zone limitante, périvasculaire, de la voûte, du volume d'un gros grain de millet. Gross. : 4 D.

Capsule fibreuse réticulée, complète ; le petit bloc tuberculeux est décollé de cette capsule par les manipulations ; caséeux, compact, homogène à son centre, il contient des cellules géantes à la périphérie. Coupes d'artérioles dans la capsule.

Trois petits foyers tuberculeux jeunes, en traînées allongées, dans la médullaire.

(Série Saint-Michel, n° 240. 1913).

3. Un gros nodule cortical, sous-capsulaire, crétacé ; tubercule crétacé vrai. Gross. : 7 D.

Le bloc crétacé, coupé à dessein sans décalcification préalable, avec un rasoir à trempe dure, montre les stries transversales artificielles dues aux ressauts de la coupe, et caractéristiques des parties amorphes dures.

Le bloc est partiellement décollé de son kyste fibreux complet, épais.

Atrophie corticale sous-capsulaire extrême, avec oblitération labyrinthique totale et fibrose glomérulaire.

A droite et à gauche, tissu rénal conservé, très scléreux, cortical et médullaire, avec microkystes tubulaires et glomérulaires, par dilatation.

En bas, noyau fibreux central, totalement fibreux, avec kystes et gros vaisseaux hypertrophiés, sclérosés ; destruction cicatricielle atrophique complète de la médullaire au-dessous du tubercule crétacé cortical lobulaire.

(Série Saint-Michel, n° 294. 1914).

4. Effondrement lobaire. Gross. : 7 D.

A droite, zone déprimée scléreuse, avec capsule épaissie, glomérules fibreux tassés.

En son centre, nodule mal limité, enkysté, granuleux, creusé de cavités fissuriques étoilées : vestiges probables d'une petite caverne parenchymateuse enkystée, de la zone limitante.

Il est entouré d'une couronne de vaisseaux dilatés.

Au-dessous du nodule, gros vaisseaux et graisse sinusale.

En haut, à gauche, parenchyme rénal conservé, scléreux en bordure du lobe effondré.

En bas, à gauche, coupe d'un calice tuberculeux.

La différence, entre la partie effondrée et la partie saine du rein, est plus marquée en réalité que ne l'indique la figure ; une partie saillante du lobe voisin conservé n'a pu être représentée, qui augmentait le contraste d'épaisseur.

(Série Necker. Bar. n° 29. Néph. du 26 mars 1902).

PLANCHE IX

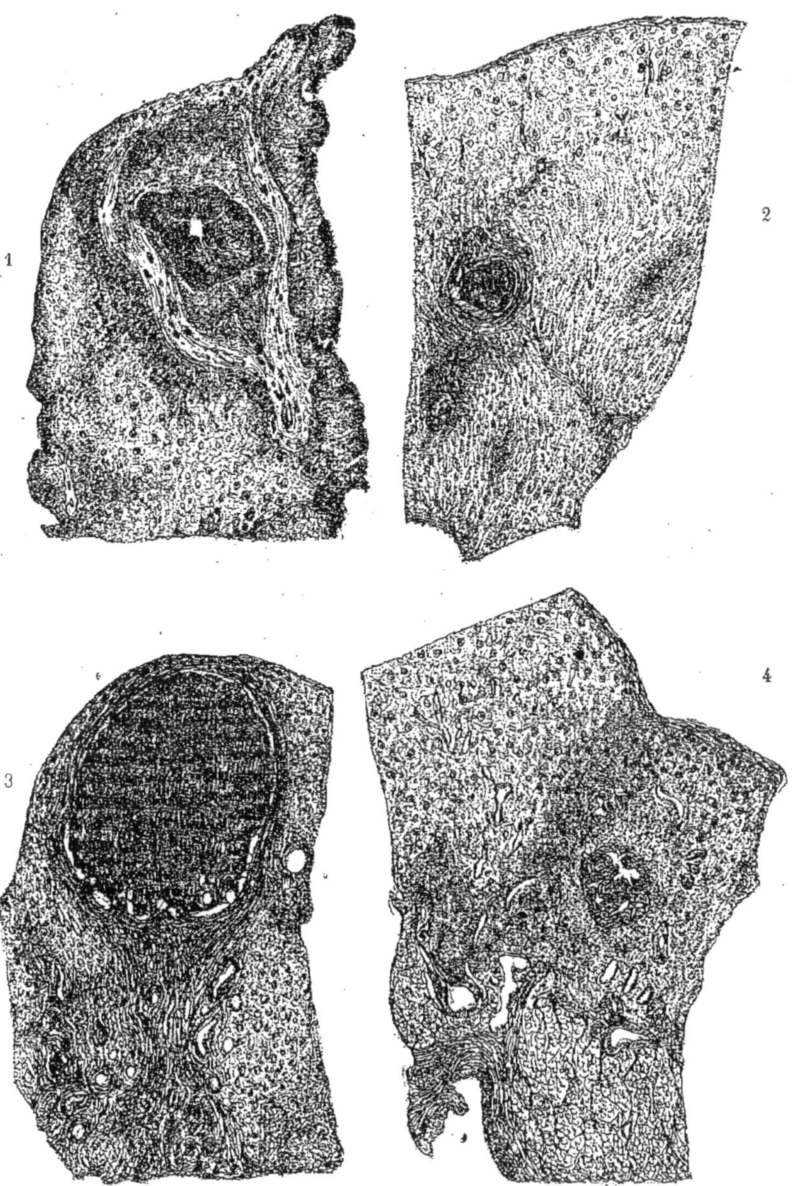

Noël HALLÉ, del.

capsule continue, en fin réseau, plus ou moins épaisse, de tissu conjonctif fibrillaire, immédiatement contiguë à la néoformation caséeuse, l'encadre exactement, en l'isolant des tissus voisins. Parfois, au cours des manipulations histologiques, le petit bloc caséeux compact s'est décollé ; et, sur les coupes, une fissure linéaire artificielle, visible à l'œil nu même, le sépare de sa capsule. Il s'agit là, de toute évidence, d'un tubercule caséeux en voie d'enkystement par sclérose périphérique ; d'un tubercule déjà fibreux, en marche vers la guérison.

Ces lésions diverses, mais de type analogue et de même signification, peuvent être réunies dans un même rein tuberculeux. Cicatrices superficielles, nodules fibreux profonds bien limités, bandes et blocs de néphrite scléreuse segmentaire, tubercules fibreux enkystés, sont parfois alors assez nombreux et importants pour caractériser une forme histologique spéciale : elle a été distinguée sous le nom de : Forme fibreuse de la Tuberculose rénale chronique.

Si aucun de ces faits anatomiques, envisagé isolément, n'a en lui-même force de preuve, il n'est pas moins vrai que, réunis, comparés et confrontés les uns avec les autres, tous parlent dans le même sens : tous témoignent manifestement d'un processus scléreux curateur, à divers degrés, et sous différentes formes.

De l'ensemble de ces constatations, on est en droit d'inférer, avec vraisemblance, que : des lésions tuberculeuses incluses, granulations, nodules ou noyaux crus parenchymateux du rein, peuvent guérir par le processus général et banal de la sclérose périphérique, rétractile et cicatricielle : qu'on constate, en un mot, dans le rein tuberculeux, des *tubercules fibreux de guérison*. Cette conclusion est, à mon sens du moins, la morale de ce groupe de faits.

Ce ne sont pas les seuls qu'on puisse apporter comme arguments, au débat en cours. D'autres lésions tuberculeuses encore peuvent guérir, par d'autres processus anatomiques. Dans ce second groupe de faits, on constate encore l'intervention d'un processus curateur. Mais, ici, l'évolution vers la réparation est restée incomplète : au centre du noyau fibreux, on retrouve des vestiges pathologiques qui sont comme la signature de la lésion primitive.

I. — *Tubercules crétacés du rein.* — La guérison, par transformation crétacée, de nodules ou de noyaux tuberculeux crus, inclus, si fréquente au poumon, est vraiment rare ici.

Quelques cas de tubercules crétacés du rein ont été relatés cependant par des anatomistes compétents. Je n'ai pour ma part rencontré jusqu'ici dans le rein que deux tubercules, franchement et totalement crétacés, qui ne prêtaient pas à l'équivoque : car une distinction est ici nécessaire. Il ne faut pas confondre le vrai tubercule crétacé, reliquat d'un nodule parenchymateux cru, inclus, avec la transformation crétacée du contenu d'une caverne ancienne fermée. Cette seconde transformation, secondaire et tardive, partielle ou totale, variable d'ailleurs dans son essence, est relativement fréquente. Cette réserve faite, il faut admettre cependant la réalité de ce mode de guérison particulier, bien spécifié, des

PLANCHE X

PROCESSUS DE GUÉRISON DANS LES CAVERNES.
ATROPHIES UNI ET BIPOLAIRES ; ET TOTALE, PAR RÉTRACTION CICATRICIELLE DES CAVERNES.

A (en haut).

1. Cicatrice polaire superficielle, fissurique, déprimée, avec granulations sous-capsulaires jeunes.

   Atrophie polaire inférieure.

2. Coupe verticale de cette cicatrice polaire, montrant une caverne pyélitique sous-jacente.

3. Coupe frontale totale de ce même rein.

   Au pôle inférieur, tuberculose parenchymateuse fermée, ancienne ; trois cavernes à parois minces, lisses, à contenu caséeux épais, avec fibro-adipose sinusale, oblitérante, localisée ; exclusion partielle complète, atrophique.

   Le lobe moyen est sain.

   Au pôle supérieur, tuberculose pyélitique ouverte récente ; caverne latéro-pyramidale s'avançant jusqu'au voisinage de la cicatrice ; traînées ascendantes de granulations corticales récentes.

4. Coupe transversale, exposée en deux valves, du pôle inférieur caverneux, atrophié.

   (GUT. Série Necker. Néphr. du 30 juillet 1905).

   (Forme III, mixte)

B (au milieu).

1. Atrophie bipolaire typique dans la tuberculose parenchymateuse fermée.

   Rein vu par la face dorsale : globuleux, ressemblant à un sac plein, noué aux deux bouts.

2. Coupe transversale médiane de ce rein montrant les cavernes en voie de rétraction, entourées d'une épaisse gangue fibreuse, et la fibro-adipose sinusale centrale ; exclusion totale.

3 et 4. Coupes transversales des deux pôles atrophiés : cavernes en voie d'oblitération.

   (HOUD. Série Necker. Néphr. du 15 mai 1905).

C (en bas).

Terme ultime de l'atrophie dans la tuberculose parenchymateuse fermée : rein kystique caséeux avec exclusion totale.

Petit rein atrophique, très lobulé, de type fœtal.

1. Vue du rein par sa face antérieure (grandeur naturelle).

2 et 3. Coupes transversales de ce rein : médiane et polaire supérieure montrant des cavernes à parois froncées, plissées en circonvolutions cérébriformes, et noyau fibreux sinusal.

4. Coupe transversale du pôle inférieur : montrant deux cavernes fissuriques, étoilées, presque totalement oblitérées, à la fois par le plissement de la paroi fibreuse épaisse, et par des végétations embryonnaires pariétales secondaires.

   (MUL. Série Necker, n° 17. Néphrectomie, 1905).

PLANCHE X

A

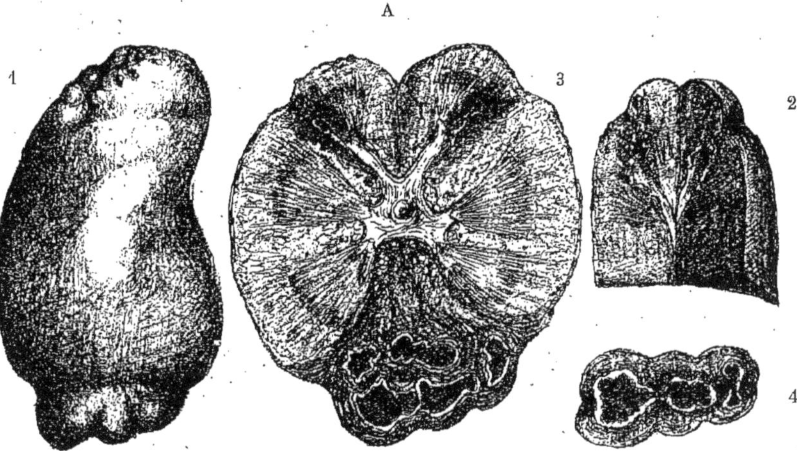

B

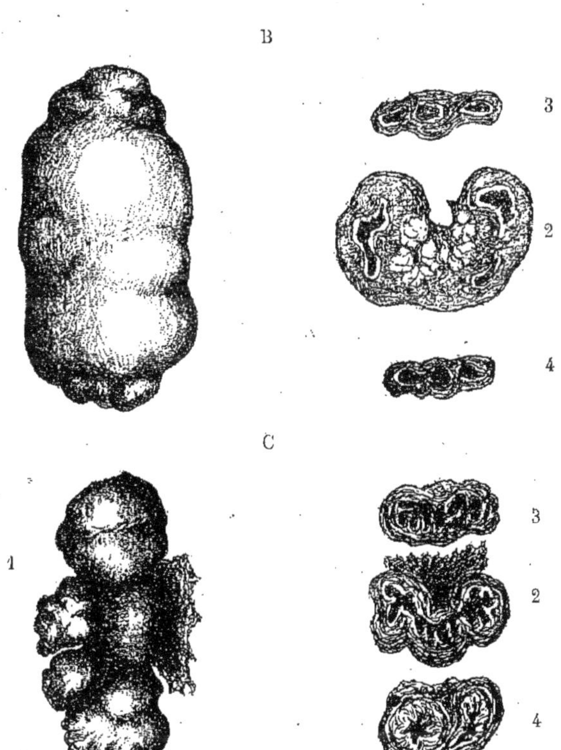

Noël Hallé, del.

tubercules parenchymateux crus du rein : il reste exceptionnel. La petite masse crétacée de l'écorce, enkystée d'une capsule fibreuse épaisse et continue, complètement isolante, en est la trace caractéristique. (Voir Pl. IX, fig. 3, p. 185).

II. — *Processus curateur dans les cavernes.* — Les preuves les plus frappantes du processus curateur imparfait nous sont fournies par les cavernes elles-mêmes. C'est vers les pôles du rein qu'il les faut chercher. Ce sont, en effet, les cavernes polaires primitivement fermées, qu'on rencontre le plus souvent en voie de guérison, presque guéries ; ou même totalement oblitérées ; et par deux processus distincts.

A. — Rétraction simple. — L'aspect est typique, car la forme de l'organe est profondément altérée. Le pôle rénal, très atrophié, rétracté, est en voie de disparition. A la place du lobe en destruction, c'est une sorte de moignon irrégulier, lobulé, affaissé, nettement délimité par un sillon profond. A la coupe, ce lobule est constitué par une coque fibreuse épaisse, rétractée autour d'une cavité centrale très réduite. La paroi de cette caverne atrophique, sinueuse, se plisse en grosses circonvolutions régulières, comparables à celles de l'écorce cérébrale : mais sa surface interne reste lisse et luisante. La cavité ne contient qu'une petite masse de mastic caséeux ; ou bien elle est remplie par une bouillie, un mortier plus ou moins serré formé de concrétions solides : c'est la transformation *crétacée*.

Cette dénomination, d'ailleurs, réunit des faits différents : le contenu, dit crétacé, n'a pas toujours la même composition. Le plus souvent, les concrétions solides sont bien des sels de chaux amorphes, carbonates ou phosphates. Mais, dans les cavernes atrophiques dites crétacées, on peut rencontrer encore d'autres concrétions salines, uriques, uratiques, phosphatiques, vrais graviers urinaires ; ou encore des paillettes de cholestérine et des cristaux d'acides gras.

Quelle que soit la nature du contenu, mastic ou crétacé, de la caverne atrophique, le calice correspondant, toujours oblitéré, est remplacé par un nodule fibro-adipeux hypertrophique. Quand la lésion est bipolaire, ellle donne au rein une forme globuleuse tout à fait caractéristique : il ressemble à un sac plein, noué à ses deux bouts. On ne peut nier qu'il ne s'agisse ici de cavernes parenchymateuses fermées en voie de rétraction et d'oblitération fibreuse : la lésion tuberculeuse primitive est encore nettement reconnaissable, au centre du noyau cicatriciel. C'est un stade avancé, presque terminal, du processus curateur, dans l'exclusion partielle polaire. (Voir Pl. X, fig. B 1, p. 189).

B. — Oblitération par granulomes secondaires. — La rétraction par sclérose périphérique n'est pas le seul processus anatomique qui intervienne, pour réaliser l'oblitération d'une caverne ancienne, devenue inactive. Il en est un autre, plus rare peut-être, mais aussi certainement efficace. Dans un certain nombre de cavernes rétractées et plissées, la face interne complètement détergée des produits caséeux, résorbés ou évacués, bourgeonne en végétations saillantes, irrégulières de forme et de volume. Sessiles ou pédiculées,

PLANCHE XI

LES DEUX SORTES DE CAVERNES TUBERCULEUSES DU REIN.
DÉTAILS DES PROCESSUS DE GUÉRISON DANS LES CAVERNES FERMÉES.

1. Deux cavernes contiguës, dans un rein à Tuberculose mixte (Forme III). Gross. : 13 D.

A gauche, caverne parenchymateuse fermée, du lobe moyen, arrondie, contenant le mastic caséeux solide. La paroi est régulière, lisse, formée d'une couche interne mince, liséré caséeux adhérent ; d'une couche moyenne conjonctive pure, poussant de petites végétations vers l'intérieur ; d'une couche externe fibreuse épaisse : enkystement total.

Au-dessous de la caverne, et jusqu'à la paroi du bassinet, noyau fibro-adipeux sinusal, traversé par des brides, vestiges probables du calice oblitéré ; exclusion partielle lobaire, de siège insolite.

A droite, caverne pyélitique ouverte typique ; ovalaire, irrégulière, latéro-pyramidale, s'avançant jusque la zone limitante ; la paroi est épaisse, festonnée, caséeuse, fissurée, en voie de nécrose. Mêmes lésions d'infiltration caséeuse étendues à toute la paroi du calice correspondant.

Entre les deux cavernes, existe une zone de parenchyme tuberculeux, envahie par des nodules multiples, remontant jusqu'à la surface. Ces nodules, périvasculaires, forment une colonne ascendante continue latéro-pyramidale, interlobaire, correspondant aux lésions pyélitiques les plus avancées.

Dans le tissu fibro-adipeux sinusal, plusieurs petits nodules tuberculeux périvasculaires, sous-jacents à la paroi caliçaire infiltrée.

En haut et à droite, quelques traînées de follicules ascendantes, au début, dans la pyramide et l'écorce, au-dessus de la caverne.

(Série Saint-Michel, n° 307, 1914).

2, 3 et 4. Processus de guérison dans les cavernes fermées.

2. Une caverne parenchymateuse lobaire exclue, en bosselure saillante, partiellement oblitérée par des végétations pariétales, embryo - vasculaires. Gross. : 2 D.

(Série Necker, n° 146).

3. Détail d'une de ces végétations. (Gross. : 25 D.) : Bordure embryonnaire avec, à gauche, encore un point caséeux ; gros capillaires en anses dilatées, au centre ; entourées d'une bordure d'infiltration embryonnaire presque confluente, non folliculaire.

4. Une caverne parenchymateuse corticale exclue. (Gross. : 4 D.), dans un rein kystique caséeux ; caverne en voie d'oblitération avancée, à la fois par plissement de la paroi fibreuse et par végétations pariétales endo-cavitaires : combinaison des deux processus de réparation.

(JOURN. Série Necker, n° 5).

PLANCHE XI

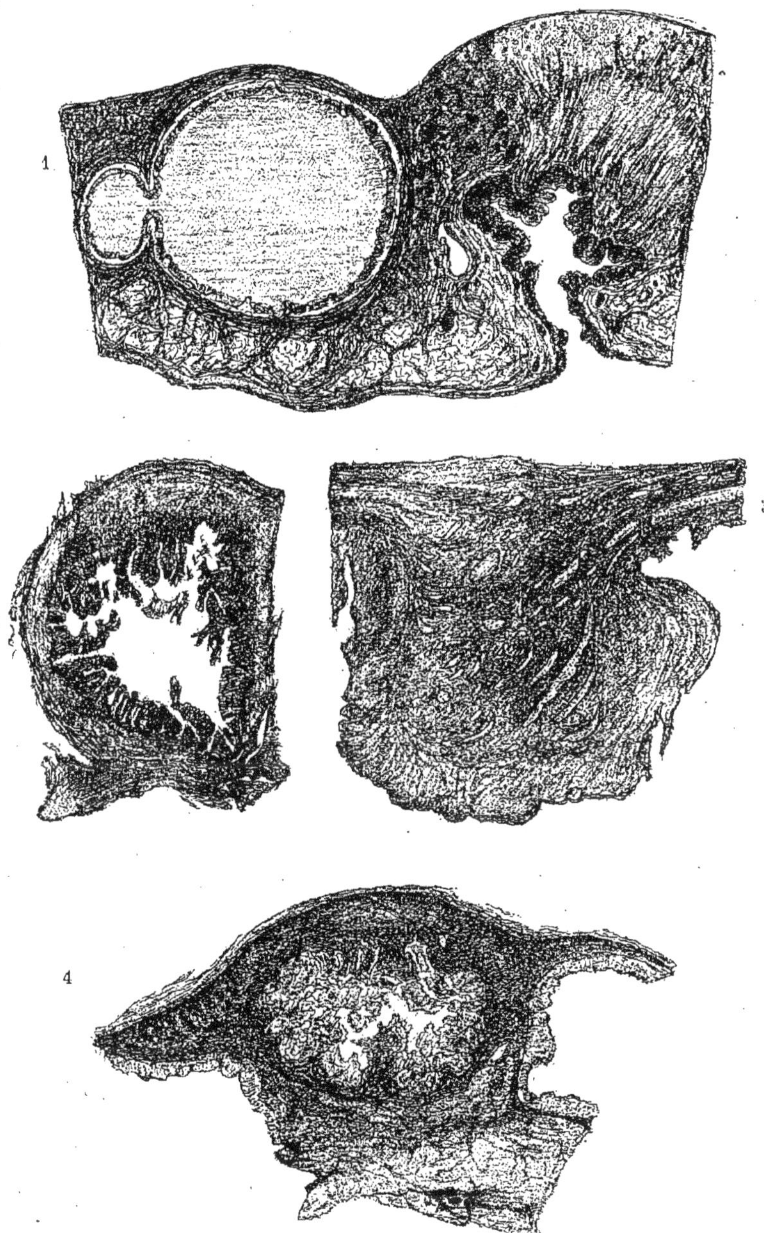

13

Noël HALLÉ, del.

ces végétations sont formées d'un tissu de granulation très vasculaire. L'amas de petites cellules rondes, poly ou mononucléaires, qui en constitue le corps, est sillonné d'anses capillaires, dilatées à leur sommet, en ampoules souvent volumineuses, et bourrées d'hématies. Ces capillaires néoformés se rompent souvent, et la végétation, d'aspect ecchymotique, s'infiltre de traînées et de nappes d'hémorragie interstitielle.

Tantôt ces granulomes sont isolés et en petit nombre ; tantôt ils sont multiples et confluents. La face interne de la cavité pathologique est alors tapissée, tout entière, par une fausse membrane gris rosé, molle, friable, peu adhérente : cette néomuqueuse adventice, embryo-vasculaire, la réduit d'autant, et peut même arriver à l'oblitérer totalement. Cette forme de processus curateur est spécial aux cavernes parenchymateuses fermées. Mais on peut observer aussi, cependant, des néoformations pariétales dans certaines cavernes ouvertes anciennes. Là, les végétations embryo-vasculaires, volumineuses, restent généralement rares, disséminées et distantes, sans pouvoir arriver à remplir ni à effacer la cavité : à côté d'elles, d'autres zones de la paroi, plus étendues, sont encore caséeuses, en pleine activité folliculaire.

C. — Amputation polaire. — Ces deux processus curateurs des cavernes fermées, rétraction scléreuse externe et néoformation granuleuse oblitérante interne, quand ils agissent combinés, simultanément ou successivement, peuvent amener la disparition totale du pôle rénal, par cicatrisation complète. Ainsi se trouve réalisée « *l'amputation polaire* », lésion de guérison parfaite. Elle est exceptionnelle, puisque je n'en ai observé qu'un cas, mais tout à fait caractéristique.

Le moignon irrégulier qui remplaçait le lobe détruit par la caverne s'est rétracté progressivement : tout le pôle rénal fait défaut ; c'est un quart ou un cinquième de l'organe qui manque. A sa place, on trouve une dépression profonde, cicatrice rétractée, étoilée, pigmentée, bordée de mamelons saillants irrégulièrement arrondis : c'est exactement, sous une forme excessive et frappante, l'aspect caractéristique des cicatrices corticales polaires déformantes, décrites plus haut. C'est la même lésion, plus étendue et parvenue à son dernier période.

A la coupe, en effet, une couche de tissu fibro-adipeux, réduite à quelques millimètres d'épaisseur, bordée par de grosses artères épaissies ou oblitérées, striée de bandes pigmentaires d'origine hémorragique, remplace seule le lobe absent. C'est une coque totalement cicatricielle, inégalement rétractée, qui double le bassinet, amputé du grand calice correspondant.

Dans cette pièce remarquable, l'amputation était polaire inférieure ; le lobe moyen du rein restait sain. Au pôle supérieur, une cavernule pyélitique ouverte, nettement latéro-papillaire, déjà profonde, accompagnée de granulations corticales typiques disséminées, venait affirmer la nature bacillaire de la lésion destructive inférieure. C'était bien la signature d'une tuberculose parenchymateuse polaire pri-

PLANCHE XII

L'AMPUTATION POLAIRE : TERME ULTIME DE L'ATROPHIE POLAIRE, DANS LA TUBERCULOSE PARENCHYMATEUSE FERMÉE.

A (En haut).

1. Amputation polaire inférieure, vue de biais, du bord convexe antérieur.
2. La même, vue de biais du bord convexe postérieur.
3. La même, vue du bord concave.

Ces trois vues de surface montrent que le pôle inférieur, le quart environ du rein, a disparu, laissant un moignon rétracté irrégulier, lobulé, fissurique, avec une cicatrice centrale déprimée et pigmentée.

B (Au milieu).

Le même rein ouvert par la coupe frontale classique. Cicatrice polaire inférieure, totale, atteignant le bassinet : amputé, lui aussi, de tout son calice inférieur ; le quart inférieur de l'organe manque.

Le lobe moyen est sain.

Au pôle supérieur, une caverne pyélitique jeune, caliçaire, latéro-pyramidale, typique : signature de la nature tuberculeuse des lésions.

C (En bas).

Coupe grossie (2 D. 1/2) de la cicatrice polaire inférieure : montrant la minceur relative du nodule cicatriciel, entièrement formé de tissu fibro-adipeux, traversé par des bandes pigmentaires d'hémorragie interstitielle.

(M. R. S. M. Série Necker. Néphrectomie Albarran. Maison Dubois, mai 1905).

PLANCHE XII

A

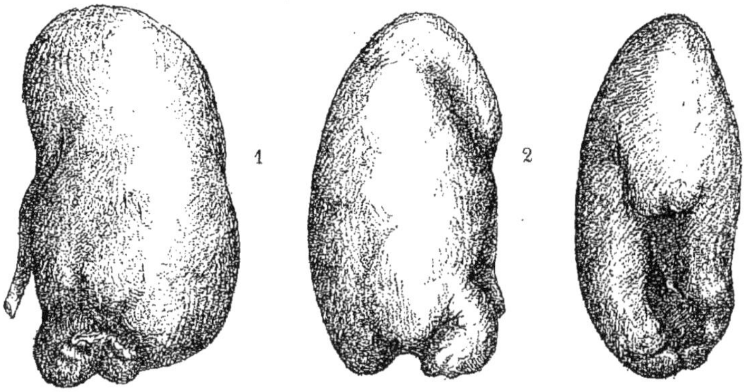

1 2 3

B

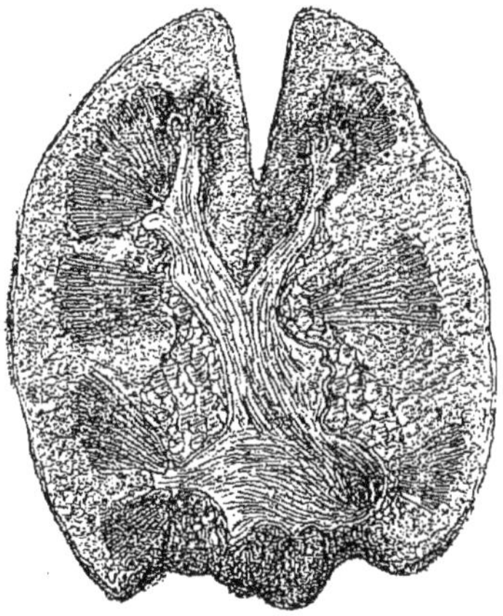

C

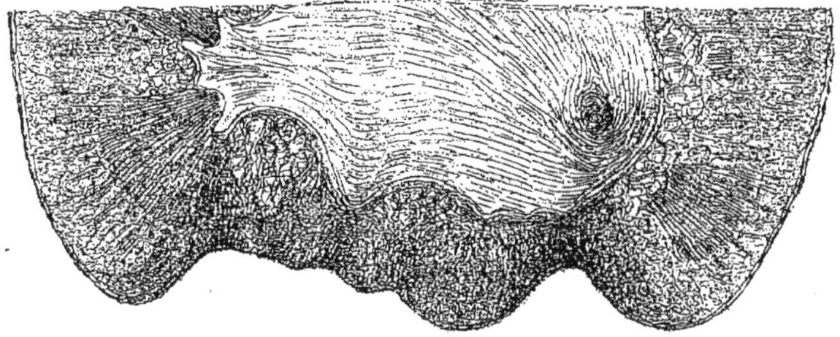

Noël HALLÉ, del.

mitive inférieure, ayant atteint son terme ultime d'évolution : l'amputation polaire suivie de cicatrisation parfaite.

D. — De ces cavernes presque guéries, ou guéries, par ces deux processus, il faut rapprocher d'autres lésions encore. Ce sont d'abord les « Exclusions partielles elles-mêmes », à la période d'état. Les poches à contenu liquide ou solide, hydronéphroses, kystes clairs ou caséeux, lésions anciennes lobaires qu'on trouve fréquemment dans les reins tuberculeux, ne sont pas autre chose, en effet, que des cavernes fermées, en voie d'évolution naturelle vers la guérison : sur quelques-unes d'entre elles, le processus de rétraction atrophique est déjà nettement indiqué.

Ce sont ensuite : les tubercules fibreux enkystés de l'écorce, fréquents, d'une part ; d'autre part, les atrophies lobaires qui, constamment, accompagnent les cavernes polaires fermées anciennes : ces deux constatations, l'une macroscopique, l'autre histologique, devaient être rappelées ici encore.

Donc, tous les stades intermédiaires du processus curateur se rencontrent dans le rein tuberculeux, depuis le simple enkystement du noyau parenchymateux, jusqu'à sa disparition totale, affirmée par la présence du *nodule fibreux ou crétacé persistant ;* depuis l'exclusion de la caverne jusqu'à son oblitération partielle ou complète, prouvée par les *atrophies* et les *cicatrices polaires.*

Une remarque encore est nécessaire. Tous les faits relatés ci-dessus, tous les degrés et toutes les formes de ce processus curateur des tubercules des reins, qui peut intervenir aux périodes successives de leur évolution, se rapportent à des lésions *incluses* : granulations, nodules, noyaux intraparenchymateux, cavernes parenchymateuses fermées. Ce qui revient à dire que la guérison anatomique n'est prouvée certaine que dans une des Formes de la Tuberculose rénale chronique, la première, la Tuberculose parenchymateuse primitivement fermée.

Jusqu'ici, en effet, je n'ai observé aucun fait anatomique qui témoigne, avec absolue certitude, de la réparation d'une caverne pyélitique. Je ne nie pas la possibilité de la guérison dans cette seconde forme de la Tuberculose rénale chronique : Tuberculose pyélitique primitivement ouverte. J'estime, par exemple, qu'une caverne latéro-papillaire, ou même médullaire ouverte peut guérir, elle aussi, par le mécanisme de l'exclusion secondaire vraie, par l'oblitération cicatricielle du calice superficiellement ulcéré, et la sclérose sinusale, dans certaines conditions favorables que j'ai spécifiées plus haut. Mais je cherche encore le fait probant, indiscutable. Je dois donc réserver mon opinion sur ce point particulier.

***

A cet ensemble de faits, faciles à constater pourvu qu'on les cherche et qu'on veuille bien les voir, les adversaires irréductibles de la curabilité des tubercules des reins opposent : soit la négation simple, soit des arguments d'ordre théorique.

Les uns n'ont pas vu les cicatrices fibreuses dans le rein tuberculeux : ils nient leur existence.

Pour les autres, des conditions anatomiques et physiologiques particulières s'opposent à la cicatrisation des tubercules, dans cet organe. Si les tubercules des reins ne guérissent pas, c'est peut-être, a-t-on dit, parce que le rein, toujours en activité, toujours en travail, ne subit jamais ce repos fonctionnel qui est la condition de la guérison de la tuberculose dans un organe. On a affaire ici, a-t-on dit encore, à un organe tout à fait spécial, organe glandulaire d'abord, hautement différencié ensuite, et surtout producteur constant d'urine forcément infectée ; à un organe constamment dans l'eau, et, qui plus est, dans une eau souillée : on comprend donc très bien la difficulté pour les lésions de se cicatriser.

Ces arguments méritent à peine qu'on s'arrête à les réfuter, car ils sont aussi pauvres dans le fond que faibles dans la forme.

Il suffit de penser au poumon, qui lui aussi est en activité constante, et dans lequel les tubercules de guérison, fibreux ou crétacés, sont lésions fréquentes jusqu'à la banalité ; à la papille, seule partie du rein qui puisse baigner réellement dans l'urine septique, et qui reste d'abord indemne, tandis que le calice s'ulcère à son pourtour : pour réaliser la valeur de ces conceptions théoriques.

Ce n'est pas avec de tels arguments qu'on peut trancher la question controversée de la curabilité anatomique des tubercules des reins, qui reste une question d'observation directe : les faits valent davantage.

De l'ensemble de ceux que j'ai relatés plus haut, on reste, je le pense du moins, en droit de tirer la conclusion suivante : Des tubercules des reins, à diverses phases de leur évolution, guérissent par sclérose rétractile, en laissant des traces persistantes : pertes de substance, cicatrices fibreuses parfaites ou imparfaites. La curabilité des tubercules du rein est un fait anatomique certain.

§ 2. — Curabilité clinique de la Tuberculose rénale chronique

Ici, le point de vue est autre, et la réponse ne peut être la même, ni aussi affirmative. Les faits cliniques sont toujours sujets d'appréciation individuelle, et, par conséquent, de discussion : il ne faut donc conclure qu'avec réserve. De ce que telle lésion rénale tuberculeuse, isolée, envisagée en elle-même, peut guérir par sclérose cicatricielle, oblitération ou exclusion, il ne s'ensuit pas qu'on soit en droit de conclure à la guérison spontanée fréquente de la Tuberculose rénale chronique.

Dans les reins tuberculeux, en effet, l'anatomie pathologique nous l'a appris, les lésions sont habituellement multiples, différentes par le siège, la forme et l'âge. A des lésions primitives anciennes, guéries ou en voie de guérison, s'ajoutent le plus souvent des lésions secondaires récentes, disséminées, multiples, en pleine activité progressive ; lésions qui leur ont succédé, les compliquent, et continuent, après elles, la destruction de l'organe.

Les preuves certaines de la curabilité *anatomique* du tubercule rénal ne prouvent donc pas la guérison *clinique* des tuberculeux du rein : et la discussion reste ouverte.

Les témoignages versés au procès pendant, par les deux parties, sont nombreux, mais de valeur inégale : les uns sont des faits, les autres des raisonnements. On peut, sans inconvénient, se borner aux premiers, qui se résument ainsi.

Les partisans de la curabilité clinique de la Tuberculose rénale, presque tous médecins, présentent des faits cliniques en petit nombre, mais bien observés, et de même type. Chez des tuberculeux rénaux avérés, présentant un rein gros et douloureux, des urines purulentes bacillaires, des symptômes vésicaux et des troubles graves de la santé générale, ces observateurs ont vu, soit en laissant faire le temps, soit en appliquant un traitement médical actif et suivi, les urines s'éclaircir, leur sédiment pathologique disparaître, tous les symptômes s'atténuer graduellement, et l'embonpoint renaître : enfin, la santé générale se rétablir complètement. Ils ont bien le droit de dire, en cliniciens, que ces tuberculeux rénaux sont guéris.

A ces faits, relativement peu nombreux, les adversaires de la curabilité, presque tous chirurgiens et opérateurs radicaux, opposent la masse, énorme, de faits, dans lesquels la Tuberculose rénale chronique, abandonnée sans soins ou mal traitée, aboutit, par son évolution naturelle prolongée, continue ou rémittente, à la phtisie rénale et à la mort.

Que la Tuberculose chronique du rein soit une maladie grave et meurtrière : tout le monde est d'accord à ce sujet. Ce n'est pas une raison suffisante pour ne tenir aucun compte des cas, indiscutables, dans lesquels elle guérit, soit spontanément, soit sous l'influence du traitement médical. Ces faits doivent compter dans l'appréciation du pronostic, et la position des indications thérapeutiques.

Pour approcher de la vérité, en cette matière délicate, il importe d'abord de distinguer entre les faits.

Or, nous avons constaté l'existence de deux formes essentielles de Tuberculose rénale chronique, différenciées, certainement, par les caractères anatomiques des lésions et par les symptômes cliniques ; probablement aussi par le mode pathogénique. On est en droit de penser, a priori, que ces deux formes distinctes peuvent ne pas être identiques, non plus, au point de vue de leur évolution naturelle, et de leur curabilité spontanée. J'estime, pour ma part, qu'il en est ainsi.

Dans la première, tuberculose parenchymateuse fermée cliniquement latente, la curabilité anatomique est certaine. Le tubercule inclus, la caverne fermée, laissés à leur évolution naturelle, guérissent fréquemment. L'exclusion, l'arrêt du processus actif et la résorption des produits caséeux ; puis l'enkystement fibreux rétractile ; l'oblitération cicatricielle enfin, sont les étapes successives de ce processus curateur.

Dans la seconde, tuberculose pyélitique ouverte, cliniquement patente, les lésions, le plus souvent, restent actives, continuant à progresser, à creuser et à détruire : la tendance à l'enkystement scléreux et à l'oblitération ne se manifeste guère. Sans nier la possibilité d'un arrêt dans un tel processus, on peut avancer cependant que la guérison de lésions de cette forme doit être plus rare, sinon exceptionnelle.

Le parallèle anatomique, clinique et pathogénique entre les formes de la Tuberculose rénale chronique peut donc être poursuivi sur le terrain de l'évolution naturelle et de la curabilité spontanée. A ce point de vue encore, les deux formes ne sont pas comparables entre elles ; et l'opposition s'accentue. L'une est curable spontanément, l'autre l'est peu, ou ne l'est pas. Une épithète additionnelle peut donc achever de caractériser les deux formes :

Tuberculose parenchymateuse primitivement fermée, hématogène, latente, curable spontanément.

Tuberculose pyélitique primitivement ouverte, lymphogène, patente, incurable ou peu curable spontanément.

C'est la notion essentielle qu'il importe de dégager avant d'aborder la discussion sur le traitement de la tuberculose des reins.

§ 3. — Indications thérapeutiques

Cette notion de la dualité de la Tuberculose rénale chronique pourra sans doute intervenir utilement dans l'avenir, pour nous aider à résoudre le problème des indications thérapeutiques, dans cette maladie. Actuellement elle ne peut, à elle seule, nous en donner la solution.

Nous ne possédons encore, en effet, aucun mode d'exploration qui nous permette de reconnaître avec certitude, dès son apparition, la forme fermée *latente* de la Tuberculose rénale chronique. L'anatomie pathologique nous a appris que cette forme existe et qu'elle est fréquente ; le raisonnement nous porte à admettre qu'elle peut évoluer longtemps, et jusqu'à la guérison même, tout en restant méconnue : nous ne pouvons encore que soupçonner son importance clinique. Plus tard, sans doute, nous saurons compter ces cas, et compter avec eux, pour poser nos indications thérapeutiques.

Mais actuellement, et jusqu'à ce que cette heure vienne, nous restons en présence des seuls cas *patents*, de ceux où les produits tuberculeux, versés dans les urines par les lésions caséeuses en voie de désintégration, viennent affirmer le diagnostic. Or, ce sont les cas de tuberculose *pyélitique ouverte :* soit primitifs et purs ; soit mixtes et secondaires à la forme parenchymateuse fermée. C'est en face de ces cas seulement que se pose aujourd'hui la question thérapeutique ; pour eux qu'il s'agit de choisir entre le traitement médical et le traitement chirurgical.

Tout bien considéré et pesé, c'est ce dernier que nous devons encore choisir, faute de mieux, dans la plupart des cas.

En effet, en l'absence de méthodes d'exploration nous permettant de reconnaître avec certitude la forme primitivement latente, spontanément curable de la maladie, tuberculose parenchymateuse fermée ; en l'absence d'un traitement médical assurant la guérison de tous les tubercules des reins ; restant en présence de la seule forme patente, c'est-à-dire de la tuberculose pyélitique ouverte, la pire, celle dont nous savons qu'on ne peut guère en escompter la guérison spontanée, nous devons continuer à opérer. Actuellement donc, la néphrectomie reste la règle thérapeutique générale dans la Tuberculose rénale chronique. Cette néphrectomie pourra être précoce s'il le faut : elle ne devra jamais être hâtive. Le diagnostic brut de Tuberculose rénale ne suffit pas, en effet, pour décider du traitement : il faut encore observer la *marche* de la maladie pour en établir le *pronostic.*

Aucune règle thérapeutique, si bien établie qu'elle soit par l'usage, et légitimée par ses résultats généraux, ne peut être considérée jamais comme absolue ni définitive. Aujourd'hui déjà, en matière de Tuberculose rénale chronique, malgré l'insuffisance relative de nos moyens d'exploration, l'observation attentive, et suffisamment poursuivie, peut arriver à distinguer entre les cas. Tous ne se présentent pas cliniquement avec le même aspect. Tous ne comportent pas, par conséquent, le même pronostic ni le même traitement. Donc le devoir strict du clinicien est de poursuivre le diagnostic différentiel des formes morbides, puisque son objectif loyal doit être : l'indication thérapeutique juste, rationnellement déduite.

Deux types distincts de faits cliniques, que tous ont

observés, peuvent servir d'exemple, et de moyen, pour rendre concrètes ces notions abstraites.

Ici, la maladie est récente, et cependant le tableau clinique est au complet : le malade souffre ; le trouble des urines est notable et constant ; l'état général est touché ; le traitement médical, presque toujours essayé avant la consultation du chirurgien, n'a rien donné ; la guérison spontanée n'est pas probable : il faut opérer, et sans perdre de temps. Dans ces cas, qui sont les plus fréquents, l'observation clinique, même courte, et l'étude complète du malade commandent l'intervention radicale et prompte.

Là, au contraire, la maladie est ancienne déjà ; les commémoratifs autant que l'observation clinique prolongée nous font reconnaître qu'elle est devenue stationnaire, ou qu'elle tend à s'améliorer : les douleurs ont disparu, les urines se sont éclaircies, la santé générale s'est relevée. Dans ces conditions, il n'y a pas indication urgente à intervenir ; nous devons, au contraire, observer et attendre. Ce sont les cas heureux, plus rares, où les lésions sont en voie d'exclusion et de cicatrisation : les cas curables, ceux dont nous pouvons espérer la guérison par le traitement médical.

Cette temporisation est imprudente, disent les partisans de la néphrectomie hâtive, appliquée, sans distinction, à toutes les tuberculoses rénales chroniques opérables. Ces guérisons spontanées ne sont pas de vraies guérisons, ni complètes, ni solides. Les rechutes sont à craindre, même après de longs intervalles de santé parfaite. Ce sont des guérisons trompeuses ; le rein exclus reste un danger : il faut opérer quand même.

Que la guérison spontanée de la Tuberculose rénale chronique ne soit que relative, tout le monde est d'accord, je pense, à ce sujet. Mais a-t-on jamais le droit, quand il s'agit de Tuberculose, quel que soit le siège des lésions principales, de parler de guérison complète, absolue, avec assurance de non-récidive? Je ne le pense pas. L'organe malade enlevé, la diathèse reste. Ce qui revient à dire que persistent, après l'exérèse, les autres localisations connues ou inconnues, évidentes ou latentes, de l'infection tuberculeuse : localisations viscérales, pulmonaires, ganglionnaires surtout, qui ont été la cause de la lésion rénale première. Cette lésion supprimée, les foyers bacillaires résiduels pourront encore en déterminer d'autres, de même nature, dans le second rein, par exemple.

Un malade à qui on a enlevé un rein bacillaire est-il plus complètement et plus sûrement guéri qu'un malade porteur d'un rein tuberculeux exclus, atrophique, silencieux depuis des mois et des années ; alors que les urines sont claires, l'embonpoint rétabli, et la santé générale parfaite? On aurait tort, à mon sens, de l'affirmer. Le chirurgien qui a enlevé un rein tuberculeux a laissé des lésions de même nature, uretérales, vésicales, viscérales, ganglionnaires, foyers bacillaires latents ou patents, qui pourront guérir sans doute ; mais aussi persister, entretenir la maladie, et provoquer sa récidive.

Tous les tuberculeux des reins ne sont pas et ne restent pas guéris par la néphrectomie. La proportion de tuberculeux néphrectomisés qui succombent plus ou moins tardivement, dans les premières années qui suivent l'opération, à la tuberculose du rein opposé, ou d'ailleurs, est encore assez notable, d'après les meilleures statistiques. Et il faut bien tenir compte aussi de ceux qui meurent rapidement de l'intervention elle-même ; car il y en eut, et il y en aura encore, malgré les très réels progrès de notre diagnostic, et de notre technique opératoire vulgarisée.

Les statistiques qui comparent le sort de *tous* les tuberculeux rénaux chez lesquels la maladie a été laissée sans traitement à son évolution naturelle, au sort de *tous* les tuberculeux néphrectomisés, sont sans valeur. Pour être valable et probante, une statistique devrait distinguer entre les Formes : mettre en parallèle les résultats du traitement médical et ceux du traitement chirurgical, dans les deux Formes principales de la Tuberculose rénale chronique : la Forme *fermée latente bénigne*, la Forme *ouverte patente maligne*. Une telle statistique est encore impossible à établir actuellement. Notre diagnostic différentiel, en effet, est encore insuffisant : la première forme reste le plus souvent méconnue.

Ces considérations générales doivent demeurer présentes à l'esprit du chirurgien. Elles lui seront utiles, autant que la recherche de la forme par l'étude détaillée des symptômes et l'observation de la marche, pour poser l'indication thérapeutique juste, qui reste son seul but légitime. Dès maintenant, on peut l'affirmer, il y a des tuberculeux rénaux opérables, et qu'il vaut mieux ne pas opérer, car ils guériront par le traitement médical.

§ 4. — Traitement médical

Quel que soit l'état que chacun puisse faire de ces remarques, suivant son sens clinique, son tempérament, et ses mœurs professionnelles ; et bien que l'intervention chirurgicale reste la règle générale, la thérapeutique opératoire n'exclut nullement la thérapeutique médicale. Le traitement médical ne doit pas être opposé au traitement chirurgical : il doit prendre place à côté de lui, avec ses indications précises, pour le suppléer, comme pour l'aider.

En effet, outre ces cas opérables, pour lesquels la discussion reste ouverte, et le choix permis, il en est d'autres, et assez nombreux, où, pour des raisons diverses, la thérapeutique médicale demeure la seule ressource. Ce sont d'abord les cas inopérables, ceux dans lesquels des lésions rénales bilatérales, ou le trop mauvais état général, contre-indiquent toute intervention. Ce sont ensuite les cas opérables, quand les malades refusent l'opération. Nous devons leur en reconnaître le droit. Il est des sujets, même courageux et intelligents, qui, pour des raisons personnelles diverses, peuvent préférer, en pleine connaissance de cause, et justement, le traitement médical au traitement chirurgical. Le premier leur assure une prolongation appréciable d'existence, avec quelques chances de guérison. Le second qui, sans doute, serait plus sûrement et plus radicalement curatif, peut être, par contre, immédiatement ou rapidement fatal.

Dans aucun de ces cas, nous ne pouvons abandonner les malades : nous devons les traiter, et avec le légitime espoir de les guérir.

Il nous faut donc employer pour eux, patiemment, toutes les ressources du traitement médical, avec ses deux grandes Méthodes et ses moyens si variés : traitement général hygiénique d'abord ; traitement médicamenteux spécial ensuite. Le premier, quand on peut l'appliquer largement, sous ses modes variés, est très puissant. Le second, bien institué et patiemment poursuivi, ne l'est pas moins. Il devra faire usage de toutes les ressources de l'arsenal thérapeutique, aussi bien des médicaments de l'ancienne pharmacopée, que des médicaments modernes ; c'est-à-dire des produits physiologiques spécifiques employés aujourd'hui contre la maladie tuberculeuse. Les résultats intéressants obtenus déjà par l'usage des corps immunisants de C. Spengler, par exemple, dans la Tuberculose chronique du rein, peuvent nous faire espérer beaucoup ; ils nous invitent à en continuer l'essai.

***

Il serait facile de développer cette discussion sur la curabilité et le traitement de la Tuberculose rénale chronique, en exposant, pour les examiner successivement, tous les faits et tous les arguments produits par les médecins et les chirurgiens, dans les deux camps en présence. Cet examen, qui a été fait déjà, ne permettrait pas cependant de conclure, aujourd'hui encore, par une formule absolue, ni définitive.

On peut du moins clore cette rapide analyse critique en répétant avec insistance cette affirmation : *la Tuberculose rénale chronique n'est pas une*. Elle comprend, et confond jusqu'ici, des formes distinctes, anatomiquement et cliniquement, formes d'un pronostic différent et d'une inégale gravité. Le diagnostic différentiel entre ces formes doit être l'objectif des recherches du chirurgien : parce que l'indication thérapeutique, rationnellement déduite et justement posée, reste le but normal, et le meilleur moyen du thérapeute.

Il ne peut y avoir de dogme en matière de thérapeutique. L'histoire médicale de ces trente dernières années suffirait à le prouver, si l'Histoire générale de la médecine ne le montrait déjà. En matière de thérapeutique, la vérité d'aujourd'hui n'est plus celle d'hier ; demain peut-être elle sera l'erreur : c'est la condition même du progrès, dans une science appliquée qui n'atteindra jamais son but.

Le dogme de la Néphrectomie dans la Tuberculose rénale chronique est établi sur un fait : l'incurabilité de la maladie. Cette notion est le seul fondement que puissent rationnellement invoquer ses partisans. Fondement scientifique du moins ; car les autres causes, contingentes et secondaires, qui ont fait la fortune de la thérapeutique chirurgicale exclusive, ne sont pas recevables.

Or, la maladie est curable, au moins sous certaines de ses

formes anatomiques, et dans certaines conditions cliniques. L'étude anatomique et l'observation clinique s'accordent à le prouver.

En effet, d'une part, l'anatomie pathologique attentive nous montre, fréquemment, des tubercules parenchymateux de guérison, tubercules inclus, enkystés, fibreux, crétacés même ; des cicatrices de la surface et de la profondeur, sous-capsulaires et interstitielles ; des cavernes en voie d'oblitération par rétraction et prolifération pariétale ; enfin, des effondrements et des atrophies localisées allant jusqu'à l'amputation polaire complète.

D'autre part, la clinique impartiale nous offre des exemples assez nombreux déjà, et probants, de Tuberculose rénale chronique unilatérale, avérée, guérie par l'expectation simple ou le traitement médical. Et la preuve irréfutable de la curabilité nous serait fournie, s'il en était encore besoin, par ces quelques observations récentes, où nous voyons des *Tuberculeux rénaux* à lésions certainement *bilatérales*, qui, après avoir subi la *néphrectomie* du côté le plus atteint, ont survécu avec un seul rein tuberculeux, et fini par guérir complètement.

De plus, des faits anatomiques fréquents, rapprochés des constatations cliniques et opératoires, nous donnent le droit de penser que de nombreuses Tuberculoses rénales sous la Forme parenchymateuse fermée pure, peuvent naître, se développer et guérir, tout en restant cliniquement frustes, latentes et méconnues, pendant toute la durée de leur évolution, et jusqu'à leur terme.

Donc, la curabilité des tubercules des reins peut être affirmée comme un fait certain, de grande importance.

Donc, la néphrectomie ne peut être employée que comme un des moyens du traitement, le plus sûr et le plus rapide, celui qui s'applique le mieux au plus grand nombre des cas, dans l'état encore imparfait de nos connaissances : elle ne doit pas être regardée comme une règle thérapeutique absolue, ni définitive.

Enlever un rein dès qu'on a trouvé des bacilles acido-résistants dans l'urine, ou, qu'en inoculant cette urine à un cobaye, on a tué l'animal, ce n'est pas résoudre la question du traitement de la Tuberculose rénale chronique. Ce n'est pas une question simple, ni résolue d'avance puisqu'elle ne doit comporter que des solutions individuelles, raisonnées, dans chaque cas particulier. Une thérapeutique univoque, systématiquement appliquée à tous les cas opérables, quelle que soit leur forme, n'est point d'allure scientifique, ni clinique. Elle peut même sembler suspecte ; et elle a été suspectée. De mauvais propos ont été tenus, qu'il ne faut pas répéter, car ce ne sont point des arguments d'ordre médical. Ces critiques malveillantes, visant les opérateurs trop radicaux ou trop pressés, traduisent bien, cependant, cette impression de malaise qu'on emporte parfois de nos discussions entre Médecins et Chirurgiens, sur le Traitement de la Tuberculose rénale chronique. Il en reste du moins cette réflexion, qui les résume, et qui pourrait bien être de sens commun : Si les chirurgiens n'enlevaient pas tous les reins tuberculeux, peut-être verraient-ils guérir quelques tuberculeux chroniques du rein, comme il arrive aux médecins.

***

Sans préjuger de l'avenir, on peut prévoir cependant qu'une évolution est possible, qui donnerait à la thérapeutique de la Tuberculose rénale chronique une orientation différente, plus clinique.

Nos successeurs verront peut-être s'établir la notion, que je tiens pour vraie, du polymorphisme de la maladie. Peut-être même, les deux vieux termes de « Tuberculose médicale » et de « Tuberculose chirurgicale du rein », tirés de l'oubli, redeviendront d'un usage courant et légitime. Non plus dans leur acception ancienne, doublement erronée, au point de vue anatomique, comme au point de vue pathogénique ; mais avec une signification précise, à la fois clinique et thérapeutique, pour caractériser des Formes morbides distinctes, qui seraient :

La Tuberculose *médicale*, c'est-à-dire une forme curable spontanément ou par le traitement médical, actuel ou perfectionné. Forme clinique correspondant à une forme anatomique définie : la tuberculose *parenchymateuse fermée*, celle où l'infection bacillaire est hématogène, et reste généralement pure.

La Tuberculose *chirurgicale*, c'est-à-dire une forme incurable ou difficilement curable spontanément, justiciable seulement de l'exérèse chirurgicale, par la néphrectomie. Forme clinique correspondant à une forme anatomique également définie et opposée : la tuberculose *pyélitique ouverte*, celle où l'infection est lymphogène, et devient souvent mixte.

Qui sait si cette réaction vers un dualisme rationnel ne sera pas le progrès de l'avenir?

***

On ne peut éviter, en terminant, un parallèle dont les traits se présentent naturellement à l'esprit, chemin faisant, à chaque pas, dans l'étude de la tuberculose du rein.

Entre la tuberculose pulmonaire et la tuberculose rénale, nombreuses et frappantes sont les analogies, tant au point de vue de l'anatomie pathologique et de la pathogénie, qu'au point de vue de la clinique.

Reins et poumons sont organes doubles et symétriques ouverts aux deux pôles opposés de l'organisme. Tous deux affectés à la vie de nutrition, ils ont pour fonction essentielle, l'un d'absorber l'oxygène, aliment nécessaire des combustions organiques, l'autre d'éliminer quelques produits de ces combustions. A leur abouchement au tégument externe, les deux organes entrent en connexions, de simple contiguïté ou de fusion complète, avec les orifices d'entrée et de sortie de l'appareil digestif. Et, sur les conduits qui les résument, se greffent des organes de la vie de relation, ceux de la phonation et de l'olfaction pour le poumon, ceux de la reproduction pour le rein.

De ces conditions anatomiques, de ces rapports intimes,

résultent, pour les deux appareils, des conditions physiologiques particulières dont l'influence pathogénique est considérable : car ces conditions gouvernent l'invasion, et parfois la marche même, des infections exogènes qui atteignent les deux organes.

Dans le rein, comme dans le poumon, l'infection tuberculeuse est fréquente : et l'on peut bien dire que ces deux localisations du bacille de Koch, la pulmonaire et la rénale, sont parmi les plus meurtrières pour l'espèce.

Les analogies *anatomiques* qui rapprochent la maladie tuberculeuse du poumon de celle du rein vont presque jusqu'à l'identité : car la tuberculose vraie, celle du bacille vivant et du follicule typique, est une. Ici, comme là, deux formes anatomiques essentielles : la tuberculose granuleuse, disséminée en petits nodules multiples ; la tuberculose infiltrée ou massive, confluente en gros foyers peu nombreux.

Au rein comme au poumon, la distinction doit être affirmée, capitale, entre les foyers bacillaires inclus et fermés, et les foyers ouverts dans les voies d'excrétion. Ce caractère est un élément essentiel du pronostic, car il gouverne l'évolution et fixe les traits cliniques ; et ses conséquences hygiéniques sont considérables.

Sur les deux terrains, et suivant sa forme anatomique, la bacillose peut évoluer : soit vers la guérison, par le processus de la sclérose ; soit vers la mort, par le processus de l'ulcération.

Cicatrices de guérison, parfaites ou imparfaites, fibreuses

ou crétacées, pertes de substance déformantes, amputations spontanées laissant aux pôles de l'organe des moignons fibreux rétractés sont, dans le poumon comme dans le rein, les traces indélébiles et certaines, à l'œil nu et au microscope, du processus *curateur*.

Cavernes de forme, de volume, de structure pariétale variable, les unes ouvertes et actives, les autres fermées et inactives, sont, dans les deux organes, les moyens du processus *destructeur*.

Au rein comme au poumon, les lésions tuberculeuses primitives et principales s'étendent et s'aggravent par des lésions secondaires, limitées à leur voisinage ou diffusées à distance : lésions tuberculeuses et spécifiques aussi, ou inflammatoires et banales, qui, pas à pas, et par poussées successives, réalisent l'invasion totale de l'organe. Parmi ces lésions secondaires, celles qui portent sur les *conduits excréteurs* prennent dans les deux appareils une grande importance : l'influence, variable, qu'elles exercent, peut être décisive, sur la marche et la terminaison de la maladie.

Dans la tuberculose du poumon comme dans celle du rein, l'adjonction éventuelle de microbes d'infection secondaire, pyogènes ou nécrosants, au bacille de Koch, agent premier et principal des lésions, quelles soient ouvertes ou fermées, est un moment pathogénique considérable qui imprime à ces lésions des caractères particuliers d'évolution et de gravité.

Si l'on envisage la *pathogénie*, on est conduit à admettre que les deux modes principaux d'invasion bacillaire interviennent, dans le rein comme dans le poumon. L'infection par les voies sanguines, ou *hématogène*, l'infection par les voies lymphatiques, ou *lymphogène*, se partagent la pathogénie des lésions tuberculeuses, dans l'un comme dans l'autre organe. Dans le rein comme dans le poumon, l'infection lymphogène paraît seule capable d'expliquer l'unilatéralité des lésions premières, qui est la règle.

Le parallèle ne peut aujourd'hui se poursuivre plus avant. Au point de vue clinique, l'étude de la maladie tuberculeuse est loin d'être aussi avancée dans l'appareil urinaire, que dans l'appareil respiratoire.

Dans la tuberculose pulmonaire, la distinction entre plusieurs formes cliniques, correspondant à autant de formes anatomiques, est bien établie : le *polymorphisme* de la maladie est une doctrine classique. La pathogénie et le siège des lésions premières, la fermeture ou l'ouverture des foyers, l'absence ou la présence de l'infection secondaire, sont les éléments essentiels qui composent les formes morbides distinctes. Et l'influence du terrain, encore, est ici capitale. La constitution du terrain individuel, préparé par l'hérédité, modifié par les antécédents physiologiques et pathologiques personnels, gouverne, chez chaque sujet, autant peut-être que les conditions anatomiques elles-mêmes, l'évolution de la maladie : elle décide de sa bénignité ou de sa gravité, de son issue favorable ou fatale, de sa Forme en un mot. Microbes d'une part, terrain de l'autre, sont deux facteurs essentiels du pronostic.

Des formes anatomiques diverses, relèvent, dans la

tuberculose pulmonaire, des symptômes distincts, qui en permettent le diagnostic différentiel : et la thérapeutique elle-même est gouvernée ici par la connaissance de la forme morbide.

Toutes ces notions, solidement établies, sont fécondes en conséquences pratiques, pour le médecin qui soigne les tuberculeux du poumon : elles sont, encore, à l'heure actuelle, lettre morte, pour le chirurgien qui traite les tuberculeux du rein. A tous, dès que le diagnostic brut de tuberculose rénale est posé, il applique, chaque fois qu'il est possible, un même traitement radical : l'exérèse de l'organe malade par la néphrectomie. Il ne distingue pas entre les formes pour poser son indication thérapeutique : et cependant le *polymorphisme* est aussi certain et aussi étendu dans la maladie tuberculeuse du rein que dans celle du poumon.

Si ces principes de pathologie générale étaient appliqués à la tuberculose rénale, comme ils le sont à la tuberculose pulmonaire ; si une étude anatomo-pathologique et clinique plus attentive et plus serrée venait confirmer cette notion des formes morbides, que j'ai cherché à établir ici : on peut croire que notre thérapeutique actuelle en serait utilement modifiée ; qu'elle deviendrait plus rationnelle et plus réservée ; en deux mots, plus *scientifique* et *plus médicale* à la fois.

RÉSUMÉ ET CONCLUSIONS

RÉSUMÉ

En résumant, pour pouvoir conclure, cette étude sur la Tuberculose rénale chronique, il importe de distinguer nettement, une fois de plus, entre les faits d'observation et les inductions théoriques qui en découlent. Je résumerai seulement les premiers, pensant qu'il suffit d'avoir exposé les secondes au cours de ce travail, puisqu'elles restent discutables.

Les faits anatomiques principaux que j'ai cherché à mettre en lumière sont les suivants :

1. — Il existe plusieurs formes anatomiques de Tuberculose rénale chronique, différenciées à la fois par le siège, l'aspect, l'évolution et la terminaison des lésions ; formes opposées, pourrait-on dire, par tous ces caractères ; formes faciles à reconnaître et à différencier sur les pièces anatomiques, quand elles sont pures, tant à leur période initiale que dans les phases avancées, et même ultimes, de leur évolution.

La distinction, certaine du point de vue anatomo-pathologique, est probable aussi du point de vue pathogénique. La clinique la confirme : symptômes, évolution, et pronostic diffèrent pour chaque forme. Et logiquement leur traitement doit différer aussi.

Ces formes sont :

1° La tuberculose *parenchymateuse primitivement fermée* dont le terme naturel est l'exclusion partielle ou totale du rein tuberculeux, par oblitération graduelle et parallèle des voies d'excrétion. Ainsi caractérisée anatomiquement, cette forme est latente, souvent méconnue en clinique, et curable spontanément et médicalement. Il est probable qu'elle relève de l'infection sanguine.

Sa dénomination logique, résumant tous ces caractères essentiels, devrait donc s'écrire ainsi : Tuberculose rénale chronique parenchymateuse, primitivement fermée, latente, curable spontanément, hématogène.

2° La tuberculose *pyélitique primitivement ouverte*, dont le terme d'évolution est la destruction ulcéro-caverneuse du rein. Ici, les voies d'excrétion, elles-mêmes ulcérées, restent perméables ; et le bassinet dilaté forme la caverne centrale où viennent s'ouvrir les cavernes secondaires. Dès son début, cette forme se traduit par des signes urinaires évidents, qui permettent de la diagnostiquer. Il est possible que dans ces cas les lésions soient le résultat d'une infection par les voies lymphatiques.

L'étiquette rationnelle de cette forme serait donc : Tuberculose rénale chronique pyélitique, primitivement ouverte, patente, peu curable spontanément, lymphogène.

3° Dans le plus grand nombre des reins tuberculeux fournis aujourd'hui par la néphrectomie, ces deux ordres de lésions se succèdent, s'associent ou se combinent, en deux stades successifs, donnant ainsi des formes mixtes, typiques ou atypiques. Et l'observation clinique attentive confirme la réalité des deux périodes successives d'évolution de la maladie. Dans ces formes mixtes, malgré la complexité des lésions, il est le plus souvent possible de distinguer entre elles ; de reconnaître dans quel ordre chronologique elles se sont succédé ; de faire la part de ce qui revient à l'un et à l'autre des deux processus associés.

Tel est le fait essentiel que j'ai cherché à établir ici.

Cette classification systématique des lésions de la Tuberculose rénale chronique, il est facile de le prévoir, paraîtra trop absolue, et sera critiquée, comme artificielle. Je sais la part de schéma qu'elle comporte et je ne m'exagère point sa portée. Avant les critiques, et à meilleur droit qu'eux peut-être, je connais les points faibles du schéma, ceux par lesquels il peut être attaqué ; ou plutôt, les traits trop fortement accentués par où il prête à la discussion : je pourrais les indiquer dès maintenant. Je crois bien, cependant, que l'observation patiemment poursuivie me permettra de justifier ce schéma dans son ensemble, par des faits d'observation complémentaires.

Il est souvent nécessaire de schématiser pour se faire entendre ; et, même un peu forcés, les schémas anatomo-pathologiques sont utiles, car ils aident à observer, à classer, et à nommer justement les faits ; à les coordonner surtout, pour les mieux faire comprendre. L'histoire de la pathologie du foie, du système nerveux, du rein lui-même, offrirait des exemples frappants de l'utilité de ces schémas. Quelques-uns d'entre eux classiques, célèbres même, furent reconnus plus tard trop absolus ; ou même abandonnés, comme faux. Ils aidèrent néanmoins beaucoup, au temps de leur fortune, au progrès de nos connaissances. Celui que j'ai tracé ici serait légitimé par ces exemples, s'il en était besoin. Mais je demeure convaincu qu'il correspond réellement à la généralité des faits, et que, construit sur les bases solides d'une observation prolongée, il pourra être utile en nous aidant à mieux connaître les lésions, complexes et polymorphes, de la Tuberculose rénale chronique. C'est plus qu'il n'en faut, pour qu'on m'excuse de l'avoir esquissé ; pour qu'on veuille bien l'accueillir avec impartialité ; c'est-à-dire observer, sans parti pris, les faits anatomiques et cliniques qui pourraient permettre d'en vérifier l'exactitude et la portée.

***

Je rappelle en outre, brièvement, quelques faits anatomo-pathologiques signalés dans cette étude préliminaire sur la Tuberculose rénale chronique, et sur lesquels j'insiste ;

certains d'entre eux pourraient prendre de l'importance, s'ils étaient confirmés par d'autres observateurs. Ce sont :

1° Le *siège initial* des lésions dans la forme *pyélitique* : elles débutent sur le calice même, dans sa paroi, au niveau du sinus, et non dans la papille ; celle-ci n'est atteinte, le plus souvent, que secondairement.

2° La coexistence constante de *l'oblitération* des voies d'excrétion lobaires, les calices, avec la *destruction* totale du lobe par une caverne parenchymateuse ; oblitération dont le moment pathogénique est une *calicite* et *péricalicite* scléro-adipeuse, sténosante.

3° Le mode d'*extension* des lésions *pyélitiques* primitives au parenchyme rénal. Ces lésions rénales tuberculeuses *secondaires* se propagent, non point par les tubes droits de la pyramide, mais par les voies *conjonctivo-vasculaires* et *lymphatiques*, suivant la colonne des vaisseaux interlobaires.

4° La différence de *structure* des parois dans les deux formes de *cavernes* : fermées et ouvertes. Ici, disparition progressive, puis extinction de la néoplasie tuberculeuse, avec tendance précoce à l'enkystement d'abord, et enfin à l'oblitération par sclérose rétractile, sans diffusion périphérique. Là, progression indéfinie de la néoformation bacillaire, par l'intermédiaire d'une zone folliculaire active ; tendance à l'ulcération progressive, autant qu'à la diffusion en lésions secondaires de voisinage.

5° L'existence des *cicatrices* dans le rein tuberculeux : cicatrices microscopiques sous-capsulaires et de l'écorce ; cicatrices macroscopiques de la surface et de la profondeur ; cavernes atrophiques en voie de rétraction scléreuse et de prolifération oblitérante : toutes lésions fibreuses rétractiles, cicatrices parfaites ou imparfaites résultant d'une perte de substance ; marques indélébiles qui prouvent la guérison possible des tubercules rénaux, gros ou petits, par le processus général de la sclérose périphérique.

6° La *diversité* des lésions *secondaires* qui accompagnent et compliquent les tubercules des reins dans le parenchyme avoisinant : lésions complexes, *segmentaires*, conséquences directes du foyer tuberculeux voisin ; lésions qui ressortissent évidemment à plusieurs processus anatomo-pathologiques associés ; lésions mécaniques, inflammatoires et dégénératives combinées, qui ne peuvent rentrer justement dans le cadre des Néphrites tuberculeuses médicales, celles des phtisiques.

Note. — Le présent opuscule, terminé, typé à la machine sous sa forme définitive, a été remis à l'éditeur, mon ami G. Steinheil, le 13 mars, et mis en composition le 14. Quinze jours après, paraissait dans les *Archives Urologiques* de la Clinique de Necker (Tome I, fascicule, 4, Paris, Gittler, p. 436), un mémoire de MM. le professeur F. Legueu, E. Papin et H. Verliac, intitulé : « Etude anatomique de la Tuberculose rénale (Origine, évolution, processus de guérison)». 63 pages et 16 figures.

J'ai lu ce travail le 23 avril, alors que le mien était déjà imprimé, corrigé et mis en pages. Après cette lecture, aucune modification n'a été faite à mon texte ; pas un mot n'y a été ajouté ; pas un mot n'en a été retranché.

J'ai tenu, du moins, à signaler, dans cette note additionnelle, cette nouvelle et importante contribution à l'anatomie pathologique de la Tuberculose rénale.

La coïncidence des deux travaux est, à elle seule, assez notable.

Ainsi donc, quelques mois à peine après la publication de la dernière monographie classique sur les Tubercules des reins, dans l'*Encyclopédie française d'Urologie*, deux auteurs français jugent cependant utile de reprendre le sujet, dans deux mémoires, conçus et exécutés d'une manière tout à fait indépendante, à l'aide de matériaux entièrement différents.

Ce fait seul suffit à prouver que la question, encore incomplètement résolue, reste bien d'actualité, et dans l'air.

Cette impression se fortifie et se précise par l'étude comparée des deux ouvrages. Malgré des différences notables de plan, d'étendue et de conclusions, leur tendance générale est bien la même. Tous deux, dans un esprit d'analyse critique, signalent les nombreuses incertitudes, obscurités et lacunes que présente encore l'histoire de la Tuberculose rénale. Tous deux veulent apporter leur contribution personnelle à la solution des questions encore pendantes. Le lecteur jugera quelle part revient, à l'un et à l'autre, dans cet effort simultané.

Le chapitre le plus important et le plus original du mémoire de MM. Legueu, Papin et Verliac est, à mon sens, celui qui traite des « Lésions régressives et Processus de guérison » dans la Tuberculose rénale (p. 473 à 491).

Si, sur un bon nombre de points d'anatomie pathologique sommairement traités, les conclusions des auteurs restent réservées, prudentes, quelque peu hésitantes même, ils affirment du moins, nettement, comme fréquents, « les exemples certains de guérison de lésions tuberculeuses du rein ».

C'est là un fait considérable. Le travail de MM. Legueu, Papin et Verliac, est, à ma connaissance, le premier ouvrage français dans lequel des auteurs, chirurgiens, et investis par leur situation même d'une sorte d'autorité officielle, ne craignent pas (page 473) d'écrire les mots de « cicatrisation » et de « guérison » en parlant des Tubercules des reins.

Et cette assurance est d'autant plus à remarquer que tous trois n'ont pas toujours professé, sur cette question difficile et controversée, cette même opinion actuelle, ni tenu ce même langage.

Pour moi, convaincu depuis longtemps de la curabilité de la Tuberculose rénale, et de la fréquence même de cette curabilité, dans une des formes de la maladie, puisque j'en ai recueilli les premières preuves certaines dès 1905, j'ai été heureux de lire ce travail de la Nouvelle Ecole de Necker et de pouvoir en indiquer, en marge du mien, la principale conclusion, la plus originale et la plus nette, tout au moins.

CONCLUSIONS

Nous avons constaté que nos connaissances en matière de Tuberculose rénale chronique sont encore incomplètes, sur le terrain des faits, comme dans le domaine des théories.

Sur bien des points, les faits d'observation eux-mêmes manquent de précision ; et l'anatomie pathologique de la Tuberculose rénale chronique présente des lacunes plus ou moins larges ; aussi bien quant à la description des lésions macroscopiques, que quant à la description des lésions histologiques. L'étude bactériologique, elle aussi, est à reprendre et à compléter, par la recherche des microbes anaérobies, surtout.

Quant à nos théories pathogéniques, étayées par une expérimentation discutable et souvent forcée, elles sont encore incapables de satisfaire complètement l'esprit. Contre toutes celles qui ont été proposées jusqu'ici, des objections persistent : et ces théories adverses nous divisent encore.

Reconnaître simplement l'insuffisance de son savoir, c'est, pour l'observateur, prendre la meilleure attitude scientifique, en face de l'avenir. Cet aveu l'engage et l'oblige, pour ainsi parler, à entreprendre résolument, et à poursuivre patiemment les recherches nécessaires pour préciser les notions vagues, combler les lacunes, et dissiper les obscurités. En matière de Tuberculose rénale, l'exposé impartial de l'état actuel de la question nous indique naturellement dans quel esprit, et suivant quelles voies ces recherches complémentaires doivent être entreprises ; par quels moyens elles peuvent être poursuivies. Le plan des travaux ultérieurs nécessaires est ainsi tout tracé, aussi bien pour l'*observation* que pour l'*expérimentation*.

***

1° L'*observation* d'abord. Il faut, pour qu'elle soit complète et suffisante, qu'elle fasse état de tous les matériaux anatomiques, de toutes provenances : reins tuberculeux d'autopsie, de provenance chirurgicale et médicale, sans négliger la tuberculose miliaire de l'enfant, ni celle de l'adulte ; et reins de néphrectomie, précoce ou tardive. Seule, l'étude intégrale et comparée de ces matériaux divers permet d'observer le début des lésions, de suivre leur évolution à travers leurs phases successives, jusqu'à leur terme naturel. Seule, l'observation ainsi comprise et pratiquée peut conduire à bien classer ces lésions, pour mieux différencier les formes.

Cette étude anatomique du rein tuberculeux, pour donner tous ses fruits, devrait être poursuivie suivant un plan méthodique, uniforme si possible, et accepté par tous les observateurs. Il faut choisir celui qui est le mieux propre à bien montrer *toutes* les lésions.

La coupe frontale longitudinale, dirigée du bord convexe au bord concave, seule généralement usitée aujourd'hui, est souvent insuffisante. Elle prépare de belles pièces de Musée, en étalant quelques-unes des lésions : elle ne les montre pas toutes. Il faut lui préférer en général, ou lui adjoindre, pour une étude anatomique complète, les coupes sagittales transversales, sériées, espacées de un à deux centimètres, menées du bord convexe au hile. Seules, elles permettent de ne pas laisser échapper de foyers ; seules, elles montrent bien les rapports des diverses lésions entre elles ; et surtout les rapports des lésions du parenchyme avec celles des voies d'excrétion, et des tissus du sinus. En outre, ces coupes rendent plus faciles le choix judicieux, et l'orientation exacte des segments prélevés pour l'étude histologique ; segments qui doivent toujours être totaux, allant du sinus à la capsule, suivant l'axe du lobe. Ces coupes transversales sont plus instructives encore, si on peut les faire précéder de l'injections des voies d'excrétion, et des vaisseaux rénaux.

Si l'on veut bien relire les observations publiées jusqu'ici et qui restent pour la plupart inutilisables comme matériaux anatomo-pathologiques à cause de leurs lacunes, de leur brièveté et de leur confusion, on conviendra, sans peine, que ces indications pratiques ne sont pas superflues. Avec une bonne technique seulement, nous pourrons comprendre les rapports qui relient les lésions entre elles, et dégager les lois qui gouvernent leur succession : ce qui est la base même de la pathogénie.

***

Deux questions d'importance primordiale restent aujourd'hui en pleine controverse, en matière de Tuberculose rénale chronique : la *curabilité* des lésions tuberculeuses des reins et leur *pathogénie*.

C'est donc à leur solution que doivent s'attaquer directement nos recherches.

I. — **Curabilité.** — J'ai exposé ici un ensemble de faits anatomiques et cliniques capables, je l'espère du moins, de venir à l'appui d'une conception que je crois vraie depuis longtemps : la curabilité de la Tuberculose rénale chronique, sous une de ses formes au moins.

Il faut rechercher désormais ces faits, suggestifs déjà, mais pas encore décisifs pour tous. L'étude minutieuse des pièces anatomiques d'une part, l'observation clinique attentive des malades d'autre part, peuvent seules fournir des preuves nouvelles, et plus fortes.

Dans le rein tuberculeux, ce ne sont pas les grosses lésions manifestes, les bosselures saillantes des cavernes, ou les semis de granulations corticales typiques, qui sont aujourd'hui les plus importantes. L'étude des territoires rénaux qui paraissent respectés par les tubercules, celle des points déprimés, pigmentés, cicatriciels, de la surface ; celle des zones scléreuses atrophiques de la profondeur, est d'un bien plus gros intérêt : elle sera sans doute d'un meilleur profit. Je pense qu'il y a beaucoup à chercher et à voir encore dans les reins tuberculeux anciens. C'est du moins cette voie de recherches qu'il faut suivre, pour arriver à résoudre, scientifiquement, la question de la curabilité anatomique des tubercules du rein.

En clinique, les cas les plus intéressants aujourd'hui ne sont plus ceux, communs et typiques, où tous les signes et symptômes sont réunis, qui conduisent au diagnostic facile de Tuberculose rénale chronique, et à la néphrectomie. Ceux qu'il nous faut particulièrement étudier, en leur appliquant tous nos moyens perfectionnés d'investigation clinique, ce sont ces cas difficiles, frustes, où nous ne faisons encore que soupçonner l'invasion bacillaire récente du rein, sur de *petits signes* sans signification pathogénique. C'est, en un mot, en cherchant à dépister la *forme latente*, c'est-à-dire la tuberculose parenchymateuse primitivement fermée, avant qu'elle se soit compliquée secondairement de lésions ouvertes, traduites par des symptômes patents ; c'est en traitant médicalement ces cas, que nous pourrons acquérir des notions justes sur la curabilité de la maladie.

II. — **Pathogénie.** — Une nouvelle théorie pathogénique s'est fait jour récemment : la théorie lymphogène. Elle a beaucoup pour elle, mais seulement des arguments théoriques. Il faut donc la soumettre au contrôle des faits ; ce qui nous oblige à des recherches orientées dans une voie particulière, et nouvelle.

Pendant et après la néphrectomie, chaque fois que cela lui sera possible, sans perdre de vue l'intérêt de son opéré, considération toujours primordiale, le chirurgien devra examiner avec soin l'état des tissus périrénaux, les adhérences, les brides, les ganglions et les vaisseaux. A l'autopsie, une étude minutieuse des ganglions lymphatiques dans les chaînes abdominale et médiastine, sera nécessaire. La recherche des portes d'entrée de l'infection bacillaire devra être poursuivie, patiente et complète, sur tous les territoires en cause : pulmonaire, intestinal, génital, cutané et ostéo-articulaire.

Sur les reins tuberculeux mis à sa disposition, l'anatomiste ne devra pas limiter ses recherches au rein lui-même. Il devra les étendre aussi aux tissus périrénaux, gangue conjonctive périrénale et adhérences ; gangue intrarénale, c'est-à-dire tissu cellulo-adipeux et vaisseaux du hile et du sinus. Combien d'observateurs, jusqu'ici, ont songé à poursuivre méthodiquement, sur des coupes transversales du pédicule rénal principal, ainsi que sur les adhérences fibro-vasculaires, pédicules pathologiques accessoires, l'étude des vaisseaux et des voies lymphatiques ? C'est là, pourtant, que gît sans doute la solution du problème pathogénique dans la Tuberculose rénale chronique. C'est, du moins, après ce travail méthodique seulement, que nous saurons ce que vaut vraiment la théorie lymphogène.

Je suis dès maintenant assuré que l'étude du rein tuberculeux poursuivie par ces moyens, dans cet esprit, et suivant cette directrice, peut fournir, à elle seule, des résultats intéressants. C'est ainsi que les coupes totales, transversales, du pédicule rénal, par exemple, font aisément constater l'importance des adénites et des lymphangites tuberculeuses sinusales, périvasculaires, folliculaires, typiques, qui compliquent fréquemment la Tuberculose rénale chronique. Ces lésions tuberculeuses des voies lymphatiques sinusales sont-elles simplement secondaires? Sont-elles primitives, comme le voudrait la théorie lymphogène? Nous l'ignorons encore : des faits heureux d'observation précoce nous le diront peut-être.

***

2° L'*expérimentation*, ensuite. J'estime pour ma part qu'il serait indiqué de rompre ici, nettement, avec les anciens errements, et d'abandonner les modes opératoires encore en usage. Certes, l'expérimentation, si ingénieusement variée, mise au service des deux théories Urogène et Hématogène, par les injections bacillaires, dans les voies d'excrétion et les vaisseaux, nous a appris bien des faits intéressants, et qu'il faut retenir. Je crois cependant que cette expérimentation nous a donné tout ce qu'elle pouvait, et même un peu plus que ce qu'elle devait nous donner ; car elle fut souvent forcée. Les applications qu'on a faites de ses résultats à la pathogénie de la tuberculose rénale humaine, ne furent pas toujours justes ni légitimes. On répétera, avantageusement, ces vieilles expériences classiques pour obtenir des pièces d'étude : je pense qu'on n'en tirera rien de plus.

L'expérimentateur qui, aujourd'hui, réussirait à produire, par une inoculation bacillaire, directe ou indirecte, une tuberculose lymphatique périrénale, dans les ganglions lombaires par exemple, et qui verrait, à la suite de cette lésion lymphatique primitive, se développer une tuberculose rénale secondaire, caractérisée par les lésions caliçaires et pyramidales typiques de la forme pyélitique ; tuberculose débutant nettement par les calices pour s'étendre ensuite au rein : cet observateur aurait, à mon sens, fait plus que tous ses devanciers, pour éclairer la pathogénie de la Tuberculose rénale chronique humaine.

Après ces recherches complémentaires, quand l'observation anatomique méthodiquement poursuivie nous aura appris à distinguer entre les lésions diverses de la Tuberculose rénale chronique ; quand nous connaîtrons les lois qui gouvernent leur succession, leur association ou leur combinaison, et leur extension ; quand nous pourrons sûrement les classer en Formes distinctes ; quand l'expérimentation, logiquement conduite, nous aura renseignés sur la vraie pathogénie de chacune de ces formes : alors seulement il sera possible d'écrire, sur des bases solides, une description suffisante de la Tuberculose rénale chronique, qui ait chance de durée.

Les trois excellents travaux d'ensemble que je citais en débutant, ceux d'André, de Wildbolz et de Rafin, auront beaucoup contribué à préparer cette œuvre, nécessaire pour le savant comme pour le praticien. Une monographie, précise et complète, de la Tuberculose urinaire et en particulier de la Tuberculose rénale chronique, reste, encore, à l'heure actuelle, un des desiderata de la Pathologie urinaire.

Il ne faut pas, en effet, se lasser de répéter cette vérité, écrite depuis longtemps déjà : Dans la Pathologie de l'appareil urinaire, la maladie tuberculeuse tient une place aussi considérable que dans la Pathologie de l'appareil respiratoire. Dans le rein comme dans le poumon, le bacille de Koch reste seul, ou premier, responsable de l'immense majorité des lésions chroniques suppuratives, dont le terme est souvent la phtisie meurtrière.

Cette vérité est encore ignorée des malades ; elle n'a pas, jusqu'ici, pénétré suffisamment le public médical lui-même : des praticiens ne l'admettent pas encore. Il importe grandement qu'elle soit répandue et divulguée. Car, seulement alors, l'observation attentive de tous les cas de Tuberculose rénale chronique, instituée dès leur début, poursuivie pendant les phases successives de leur évolution, et menée jusqu'à leur terme, nous conduira à ce double but qui doit rester notre objectif idéal : un Diagnostic différentiel d'abord ; une Thérapeutique rationnelle ensuite, avec ses indications précises, et ses méthodes diverses : comme sont les Formes de la maladie elles-mêmes.

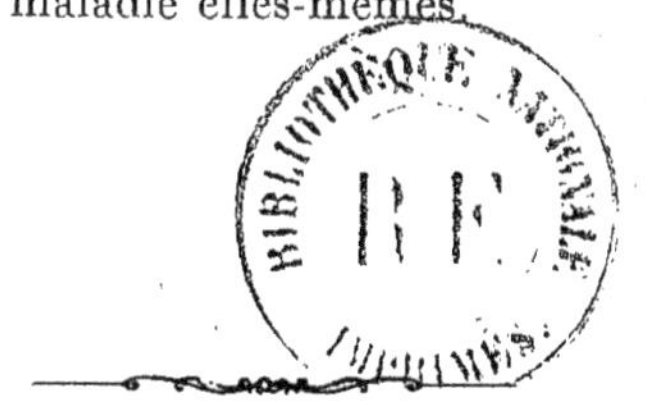

TABLE DES MATIÈRES

Pages.

Introduction 7

PREMIÈRE PARTIE

Chapitre premier. — **Anatomie pathologique de la tuberculose rénale chronique** 17

Chapitre II. — **Pathogénie de la tuberculose rénale chronique.** 35

DEUXIÈME PARTIE. — **Les formes de la tuberculose rénale chronique** 67

Première forme. — **Tuberculose parenchymateuse primitivement fermée** 71

Deuxième forme. — **Tuberculose pyélitique primitivement ouverte** 86

Troisième forme. — **Forme mixte. Lésions parenchymateuses et pyélitiques combinées** 100

Statistique 118

TROISIÈME PARTIE. — **Les formes de la tuberculose rénale chronique envisagées au point de vue de la pathogénie, de la sémiologie et de la thérapeutique.** 121

Chapitre premier. — **Inductions pathogéniques** 124

Chapitre II. — **Déductions cliniques** 163

Chapitre III. — **Déductions thérapeutiques. Curabilité de la tuberculose rénale** 171

§ 1er. — Curabilité anatomique. Les cicatrices des reins tuberculeux 175

§ 2. — Curabilité clinique 201

§ 3. — Indications thérapeutiques 204

§ 4. — Traitement médical 210

Parallèle 216

Résumé et conclusions 221

Résumé 221

Conclusions 229

TABLE DES PLANCHES

Pages

Planche I. — Les deux formes essentielles de la tuberculose chronique. Trois stades successifs d'évolution... 73

Planche II. — Tuberculose parenchymateuse primitivement fermée.. 83
(Forme I.)

Planche III. — Tuberculose pyélitique primitivement ouverte.... 89
(Forme II.)

Planche IV. — Tuberculose pyélitique primitivement ouverte.... 95
(Forme II.)

Planche V. — Tuberculose rénale à lésions mixtes.............. 103
(Forme III.)

Planche VI. — Tuberculose de forme mixte simple.............. 107
(Forme III.)

Planche VII. — Tuberculose de forme mixte complexe........... 111
(Forme III.)

Planche VIII. — Les cicatrices polaires déformantes dans les reins tuberculeux.................................. 179

Planche IX. — Processus de guérison dans la tuberculose parenchymateuse fermée........................... 185

Planche X. — Processus de guérison dans la tuberculose caverneuse. Atrophies polaires et totales........... 189

Planche XI. — Les deux sortes de cavernes tuberculeuses du rein. Détails des processus de guérison dans les cavernes fermées................................ 193

Planche XII. — L'amputation polaire : terme ultime de l'atrophie polaire dans la tuberculose parenchymateuse fermée.. 197

Orléans. — Imp. Auguste Gout et Cie

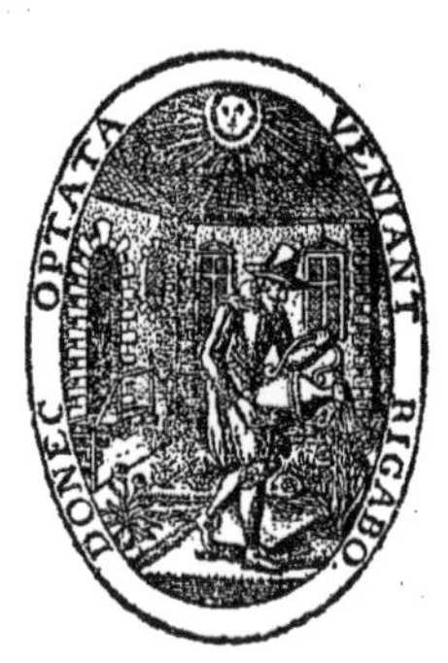
DONEC OPTATA VENIANT RIGABO.